濕祛碼密

疫下新版

柴醫

中醫師 李廣冀博士

著

enlighten &fish 亮光

新版序

出版《祛濕密碼》至今已經有四年了，這本書能夠再版，真的讓我非常開心！因為這是我人生中第一次有書能夠再版，非常感謝購買這本書的每一位讀者，在這個網路資訊爆炸的年代，更顯得彌足珍貴，意義非凡。

寫這次自序的當刻，香港正在面對嚴峻的疫情，不少人活在焦慮當中。要預防傳染病，除了減少聚會、打疫苗、戴口罩外，更重要的是，自身的抵抗力和免疫力；中醫認為正氣存內，邪不可干。如果一個人維持在健康狀態，自然就不太容易染病，染病後也會相對容易康復，減低後遺症的發生機會。

中醫如何檢測一個人是否健康呢？健者，健步如飛也。這裡的健是跟腱有力的意思，有氣有力，代表精氣神好、體力足。有研究顯示，每秒走 1 公尺（即每小時能走 3.6 公里以上的人，會比走較慢的同性別、同年紀老人活得長壽），特別對於老人，走路速度，是一個活力與壽命的指標。而康是甚麼意思呢？就是經絡通暢、氣血和順的意思，康莊大道的康，有「寬闊」之意。而如何知道一個人氣是否足夠呢？就是看他的舌頭是否胖大，是否有齒印，了解到人體濕氣，就大約能夠判斷此人的抵抗力，大家不妨每天觀察舌象，減少進食生冷。除此之外，看大便是否長期便溏，如果濕氣重，腸胃功能差，抵抗力也是比較弱。濕氣重的人，容易疲倦，容易缺乏動力做運動，可想而知，身體的免疫力也是有限公司。

2020 年，香港中文大學（中大）醫學院利用「總體基因體學（Metagenomics）」，發現新冠肺炎患者的腸道內都缺乏一系列益生菌，並以「大數據分析」（Big data analysis），成功研發益生菌組合配方，針對腸道微生態失衡的問題。這和中醫重視脾胃的觀念，可謂同出一轍。中醫有一系列的健脾良方，能改善腸道，同時菌群的生態，不但在於細菌本身，還和一個人的情緒密切相關，例如柴胡舒肝散，痛瀉要方，當中雖然沒有益生菌，但可以透過疏通肝氣，令腸胃提供一個較好的環境給這些益生菌生存下去。還有改善腹瀉的參苓白朮散、改善胃氣的平胃散、香砂六君子湯等，全部都可以改善脾胃，改善抵抗力。不過，每種藥都有適應症，需要醫師辨證論治去處方，才能達到最大療效。

這本書有很多湯水，但不可能一個湯水，解決全部濕氣問題，作為保養，輔助的食療湯水當然有用。不過更重要的是，進一步了解甚麼是濕氣、濕熱、寒濕，當和陰虛同時出現，如何處理這個矛盾？先後次序如何？這些需要仔細琢磨書中的文字，反覆思考印證。我期望，這本書深入淺出的輕鬆語調，能讓大家一起走入中醫理論，更了解中醫處方用藥，治療人體的經驗和智慧。

最後祝大家身體健康，氣血和順！

柴醫

2022 年 4 月

自序

　　我每日都會重複著同一句對白：「你脾虛濕困，需要健脾祛濕。」香港人 10 個裡面，9 個都濕。濕重並不只是一種狀態，還會引起身體各種各樣的疾病。因此了解作為醫護人員也好，普通一個打工仔也好，就算是企業老闆也好，只要居住在香港，無一個人不受濕氣影響，所以我們必須了解甚麼是濕氣。不過，中醫書如果只講濕氣理論，太過抽象，必定引人入睡。

　　化成生活例子，大家便會覺得有趣。其實我們日常衣食住行的具體細節都和濕氣息息相關，例如短裙會讓寒濕傷到膝蓋，雪糕冷飲可能傷及脾胃，還有不少有趣的問題，例如為何我們不喝豬奶？好立克與阿華田會否導致濕氣？

　　明白到濕氣後，有甚麼好飲的湯可以幫助我們每天健脾祛濕，平時看醫師，由於時間有限，醫師未必可以教披唇食療，這本書就提供了一些簡單有效而好味的健脾湯水，讓醫師與披唇參考。

　　最後，各位讀者都知道柴醫喜歡創作笑話，曾經三個月連續創作 100 個中醫笑話，這本書也和我過去的作品一樣，實用、有趣、深入淺出，看過以後，你會對中醫產生興趣，想了解更多，發現更多。

最後在這裡多謝我的助手 Suki、Model Gillian，還有亮光的編輯及設計同事，沒有你們的付出與幫忙，這本書便無法順利誕生，還要特別多謝各位讀者支持，希望你們看完覺得物超所值。

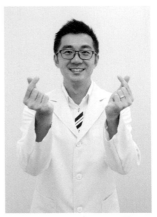

柴醫

2018 年 9 月

參考書目

《中醫濕病證治學》
（第2版）作者：路志正
《針灸學》（第五版）
（供中醫類專業用）
上海科技出版社

參考網站

shen-nong.com/chi/front 神農氏
www.3phk.com 醫藥人雜誌
yibian.hopto.org 醫砭
www.mingpaocanada.com/healthnet 明醫網
www.tcm.tw 台灣中醫網
www.cnki.net 中國知網

content

chapter
1

百病在於濕

01 何謂濕熱體質？

02 濕病的常見病種

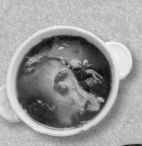

03 十大健脾食療

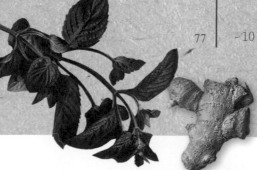

chapter
2

祛濕湯水
大雜薈

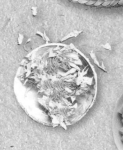

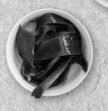

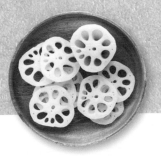

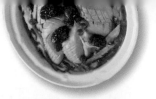

chapter

3

重建濕重的
生活習慣

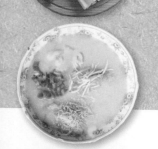

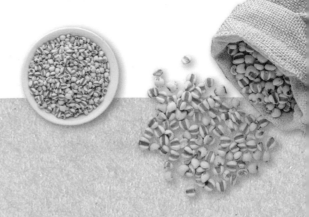

chapter 4

chapter 5

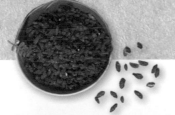

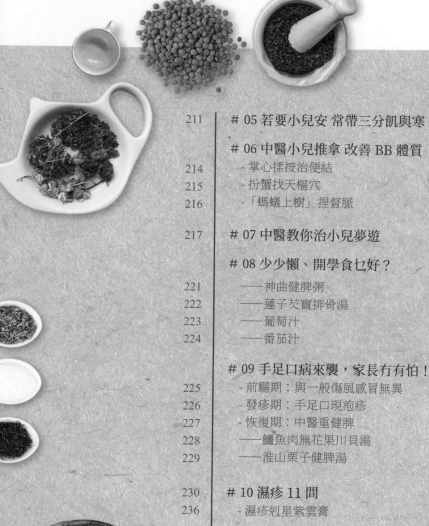

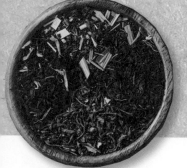

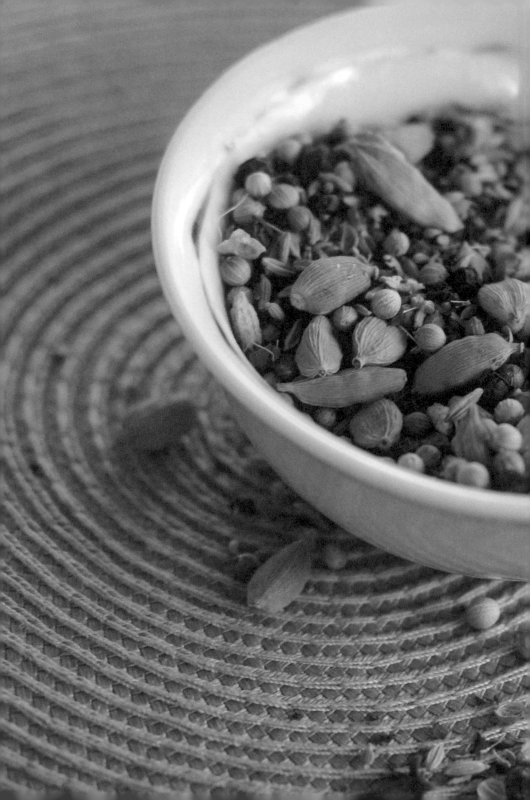

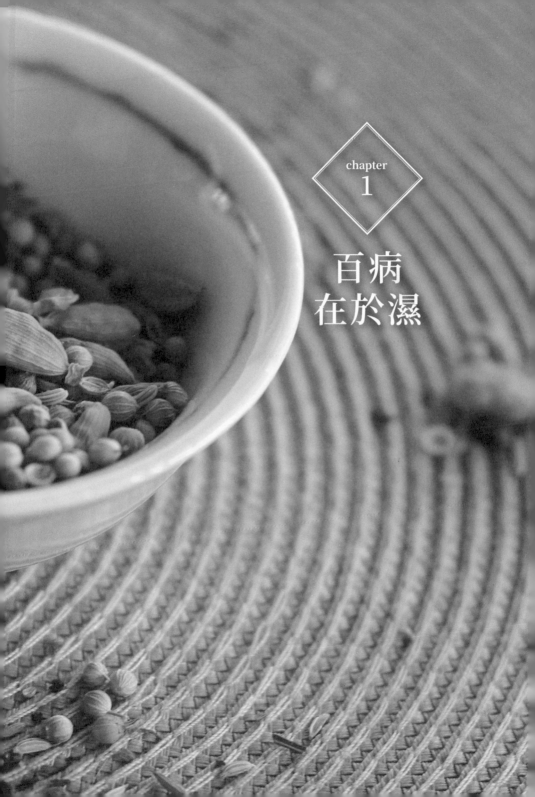

chapter
1

百病
在於濕

| 因為失業所以濕熱 |

柴醫：好耐無見喔！
女披唇：係啊，有冇半年啊？
柴醫：有啊，你嗰排好濕熱。做乜睇睇吓冇再覆診。
女披唇：嗰排我失業啊。
柴醫：咁失業又真係嚴重過濕熱嘅……

生活在濕熱天氣的香港，我們經常聽到濕氣重，要「祛濕」，不過女士面部卻經常要「補濕」，究竟濕是要「祛」還是要「補」呢？濕氣是一個中醫術語，當人體臟腑失調，過多的津液就叫做「濕氣」，是一種多餘的、阻礙人體氣機運作的物質，應該排出體外的廢物，這時需要「祛濕」；可是當面部水分不足，這時就要敷面膜、塗面霜補濕，這裡說的並非中醫術語，只是一種補充表皮水分的說法，因此兩個沒有矛盾的概念。

要了解濕氣，我們可以從「濕」字著手。中醫有整體的自然觀，認為風寒暑濕燥火，是大自然的變化規律，古已有之，也是萬物生長的要素。當這些自然現象，氣候突然變化太大，人體無法適應，出現不適與疾病，中醫便稱為「六淫」或者「外感六淫」，分別是風邪、寒邪、暑邪、濕邪、燥邪、火邪（熱邪）。

這些都屬於外邪，所以這裡說的濕邪，也叫外濕；如果是臟腑失調導致體內有風寒濕燥火，則為內生「五邪」。而外濕多是因為在大霧中，或涉水淋雨，或長期居住在濕氣極重的地方，例如長期住在將軍澳，或者長期汗濕沾衣工作，這些都有機會讓濕氣侵入人體，可以出現頭重如裹、關節疼痛、肌肉疲勞、銀包無錢卻有「腰纏萬貫」、「墜住墜住」的感覺。除了外濕，也有內濕（內生五邪之一），內濕是臟腑功能失調導致，最普遍的原因是常吃生冷食物、吃得太急太飽、食無定時、吃得過於肥甘厚味等，以致脾胃受損，運化不良，水濕內停，就會出現各樣的病症。而這些濕氣越積越多，可以鬱久化熱（五邪之一，也叫火邪），變成「濕熱」。所以吃雪糕刺身冷飲等食物太多，也可以由濕氣慢慢轉化成濕熱，特別是在香港華南地區，氣候又濕又熱，內又有五邪寒濕熱互相轉化，便會變成寒熱濕氣錯雜之症，治療更加困難，治療的時間也會延長。

　　歷代名醫也有論述，朱丹溪有「六氣之中，濕熱為病，十居八九」之論，在香港很多涼茶舖皆有各種各樣涼茶，例如五花茶、銀菊露、廿四味、夏枯草、野葛菜水等等，都是因為南方濕重，容易化熱。北方天氣較乾燥，內陸雨水也相對較少，所以鮮會見到涼茶舖；反而四川麻辣、重慶火鍋、湘菜等大行其道。不過隨著社會發展，全球暖化，北方也出現越來越多的濕熱病，非南方獨有。無論寒濕也好、濕熱也罷，總之濕病的確越來越影響人體健康，名醫葉天士曾居江南水鄉，有「吾吳濕邪害人最廣」的說法。

人體水液的代謝

剛才柴醫話過多的水分就是濕，那麼我們膀胱有尿未排，又是否濕氣重？當然不是，因為膀胱、大腸就是貯藏尿液與糞便的地方，這是正常的生理功能；而濕氣是指當小便太多，大便便溏，我們便可以初步推斷這個人可能有濕氣。正常人食得瞓得瞓得行得走得，當我們食嘢落肚，水分與食物叫做水穀精微，這些水穀精微首先經過胃的受納腐熟，再落去小腸的泌別清濁以及脾的運化而生成津液。

接著，津液會經過不同的臟腑，運送、消化、氣化和吸收，最後化成小便、大便排出體外。當中包括脾的運化功能、肺的宣發及肅降功能以及腎的氣化功能，小腸泌別清濁，大腸傳化糟粕等。津液的營養被身體所用，剩下的毒素、濕邪透過變成大小便、汗液離開身體，所以要延年益壽，延緩衰老，流汗、二便必須正常。看起來年輕的人，每天必定可以正常排毒。

濕邪的性質及致病特點

1. **濕為陰邪**——容易阻滯氣機，損害陽氣，濕性屬於陰，濕邪侵犯機體可損傷機體的陽氣；濕為有形之邪，或痰或飲，侵犯人體後，容易停留在臟腑經絡中，阻礙氣機運行。

2. **濕性重濁**——「重」，就是沉重的意思。令人體有沉重疲倦乏力的感覺。「濁」，即是渾濁不清之意。濕邪為病，患者的分泌物和排泄物的性質具有渾濁的特點，例如小便混濁、痰液濃稠。

3. **濕性黏滯**——黏，黏膩；滯，停滯。濕邪致病具有黏膩
   停滯的特點，臨床可以表現在兩方面：一是症狀的黏滯
   性，如濕滯大腸，大便黏膩不爽，便後常黏在馬桶；二
   是病情的纏綿性，纏綿常形容情侶不可分離，如膠似漆，
   而當身體濕氣較重，就有如黏在路邊欄杆上的香口膠，
   難以清除，病情也會相對較長。

4. **濕性趨下**——易襲陰位，濕性類水，水性趨下，故濕邪
   為病易侵犯人體的下部，例如下陰、下肢。

 濕重體質的特徵

　　近代喜歡選用王琦教授的體質分類，他把體質分為九種：
平和質、氣虛質、陽虛質、陰虛質、痰濕質、濕熱質、血瘀質、
氣鬱質、特稟質。其中痰濕質和濕熱質便是此書集中討論的濕重
體質。

　　我們常說肥人多痰，瘦人多火。濕重體質的人多數體形肥
胖、大肚腩、口水較黏、舌苔厚厚不太見到舌體的顏色。中醫認
為此類人腸胃不好，脾虛，消化功能差，最好平日多健脾化濕，
同時兼顧宣肺、補腎。痰濕的人，多是虛肥，不夠氣，身體的代
謝率低，所以要多加運動，戒酒戒肥肉，接觸適量太陽（每日要
有 15 分鐘），堅持做運動的習慣，多穿透氣吸汗的衣物，記緊
不要在潮濕環境久留。平時保健可以做做拔罐、艾灸等，有助溫
陽、散濕。

| 痰濕體質 |

柴醫：你是痰濕體質。

男披唇：鹹濕體質？我係喔！

柴醫：係男人都係鹹濕體質喇。鹹濕體質唔使醫，反而唔鹹濕要醫。

男披唇：哈哈哈！點解啊？

柴醫：突然唔鹹濕，可能係抑鬱徵兆。

男披唇：咁我寧願痰濕體質喇！

柴醫：少食海鮮，肥甘厚味，舌苔就會慢慢變薄，氣血就會轉好，舌色都會變粉紅色。

男披唇：粉紅色舌頭！正啊喂！

柴醫：……

• 疲倦、精神欠佳、遲鈍

現代人壓力大，容易身心俱疲。假如我們經常疲倦，其實是正氣不足，氣虛濕困的表現，例如食飽午餐後經常想睡著，上課、看電影、看書有時不自覺睡著，有可能是睡眠窒息症，輕者戴牙膠，重者須戴呼吸機睡覺，改善腦缺氧情況。這些都屬於氣虛濕困範疇，屬於內濕的一種，即機體本身五臟失調。當長期精神壓力大，更會影響腦裡的傳遞物質，例如血清素下降，影響思維能力。中醫認為透過健脾疏肝之法，可以減少身體裡面的濕氣，從而令思維更敏捷。

- ## 水腫、口腫面腫

《素問·至真要大論》說：「諸濕腫滿，皆屬於脾。」濕氣可以四處走，走上面，會口腫面腫；走上頭會似戴泳帽，頭重如裹。濕氣也可走去耳朵，引起耳塞耳脹及耳源性的眩暈，這些不外乎肺脾腎功能失調，導致濕氣內生，引起不適。濕氣不一定引起病症，也可以單單出現一些生理性水腫，例如一個人久站一天後會腳水腫，連除鞋也覺得困難，襪子常有一個壓痕。晚上九點後喝水喝湯太多也會眼腫面腫，這是體質性水腫。中醫認為可以透過補氣提升正氣，改善水腫，同時要減少肥甘厚味，這樣可容易令人看起來顯瘦，V面極快。

- ## 頭重如裹、容易眩暈

如果濕氣躲在頭皮裡面，可以導致一種包裹感，而且濕性纏綿，長期困擾，不像一般外感病。這種頭部困倦似是現代醫學所講的緊張性頭痛，而偏頭痛則表現為突然劇痛，有血管搏動、怕光、嘔吐感，而患者本身素體有濕，加上一些肩頸的肌肉勞損，就會導致頭、頸、肩的濕困，每逢翻風落雨，更加會與外邪風寒濕糾結一起，誘發頭痛。

- ## 肥胖、虛肥

香港城市廚餘過剩，許多人眼闊肚窄，形體偏肥。不但大人會肥胖，兒童也越來越肥。這是一個全球性問題，逐漸影響著不

少低收入和中等收入國家，特別是發達國家和城市。肥胖症流行率以驚人的速度增長，2016 年，全球五歲以下兒童超重人數估計將超過 4100 萬人，其中近半數五歲以下超重兒童生活在亞洲。這意味著濕重體質的人越來越多，將來也理所當然地更多人患上三高、心腦血管疾病。因此，如何祛濕、減肥，將受到越來越多的重視。

• 消化不良、容易飽滯

　　脾主運化，當吃得太盡情，或食無定時、進食過急、愛喝酒等，都會削弱脾胃消化功能。中醫所講的脾，包括整個消化系統，並非單指脾臟（spleen），脾能運化水濕，把食物消化後升清，上輸於心肺，通過心肺再轉化為氣血，送達全身。而胃則負責降濁，意思是胃將消化道內無用的物質往下輸送。透過升清與降濁，中醫學指出了消化系統內的平衡。當一個人脾虛，則會清氣不升，濁氣不降，會出現氣逆的症狀，例如胃氣、多屁、便秘、腹瀉等。所以，消化不良的人，必然帶有濕氣。

• 小便渾濁、有泡

　　如果小便太少，包括次數太少、量少，這樣身體無疑積累過多水分，這與肺脾腎功能失常有關，氣化不利，水濕內停。正常人的尿液為透明或淡黃色，隨尿量的多少，尿液顏色會有深淡的不同，顏色比啤酒淺色一點謂之正常。如果發現小便渾濁如米水，

就要留意身體是否出了問題，中醫認為這是濕重的表現，稱為腎濁、尿濁，是腎氣不足、虛寒導致的疾病，常用溫腎固澀的中藥治療，例如右歸丸。如果尿中有精液，可稱為白濁，多與前列腺相關疾病有關。如果尿濁加上尿痛赤澀，則是尿道炎的表現，屬於濕熱下注型的腎濁。如果小便有泡，而且超過一分鐘也未能散去，最好就做小便的檢查，看看是否有過多的蛋白質、糖分、白血球、紅血球或其他物質，也可以驗血看看尿素氮和肌酸酐的值，來綜合判斷病患是否有腎臟疾病。

• 大便便溏、大便不爽、腹瀉

便溏或者泄瀉，皆屬於脾胃，便溏是大便不成形，似爛泥。泄瀉是大便次數增多、糞便如水，多伴有腸鳴和腹脹。泄瀉的病變，主要在脾胃大小腸，亦與肝腎有關，導致脾虛濕盛。以脾失健運最普遍，因脾運不健，導致小腸之受盛、大腸之傳導失職，則水反為濕，穀反為滯，清濁不分，合污而下，故成泄瀉，或完穀不化，食乜屙乜。

• 口甜舌滑

口甜舌滑對追女仔確有優勢，可是常常覺得口甜，口水黏滑則不是好事，因為正常的口水是不帶甜味的。如果口水中的糖分過高，可能是消渴糖尿病的先兆。《素問·奇病論》云：「有病口甘者……此五氣之溢也，名曰脾癉。」口甜也稱為口甘，是脾

癉的一個症狀，分為脾胃熱蒸及脾胃氣陰兩虛兩個證型。常常口甜舌滑之人，應該注意脾胃的調養，減少辛辣肥美。

• 皮膚痕癢、小水皰

濕氣其實就是液體，無孔不入，可以走到皮膚發為濕疹，特別是冬春轉季，皮膚手指間可出現一粒粒小水皰，稱為汗皰疹，也是濕疹皮炎類的症狀。而且濕性纏綿向下，腳部濕氣也比較重，一些下肢的皮膚病，例如下肢濕疹、香港腳、灰甲問題，淤積性皮炎（靜脈曲張引起）等都比較難治，需要更長時間康復。

• 女性白帶量多

白帶是女性陰道正常分泌物，一般是白色或透明無味，月經前、排卵期的白帶會略增多。性生活時或體力勞動後，分泌增加也屬於正常。中醫認為白帶太多，是身體虛弱、濕氣重的表現，哪裡虛呢？一般來說，白帶量多，清稀而沒有異味，皆屬於「虛證」，而虛證主要有兩個證型：包括「脾虛」和「腎虛」。這些白帶濕氣，可以轉變成濕熱下注，當白帶顏色又黃又紅，黏稠而有臭味，豆腐渣樣等改變，此型類似西醫的炎症反應，可與細菌、陰道滴蟲、念珠菌感染有關，可用清熱利濕的藥物治療；同時可配合苦參根、蛇床子、地膚子、白鮮皮等藥煎煮，用來浸泡、外洗陰部。此症狀會在濕熱體質中更詳細討論。

• 四肢困重、疼痛

濕氣遊走四肢、關節，這時可以出現腳沉的表現，即有些人走路很輕鬆，偶然街上看到一些敏捷的肥仔，我們也不覺得他很「論盡」；而有些濕氣重的人，走起路很沉，行樓梯響聲很大，從遠處已經知道他的到來，一坐到沙發上，就像石頭一樣，震到周圍的人，我們形容這些人是濕重體質。當人體濕困，再遇外邪風寒濕三氣合而致病，以濕邪為主，就會肢體疼生痠困、病處不移的一類痹證。《素問・痹論》：「風氣勝者為行痹，寒氣勝者為痛痹，濕氣勝者為著痹也。」正所謂「翻風落雨準過天文台」，就是指這些本身有濕氣的人，很容易因為濕度改變而發病。

• 舌苔厚膩、齒印

中醫重視望舌，因為舌頭反映五臟情況。正常舌象是粉紅色舌頭，苔薄白，隱約間可看到舌色。當舌頭水腫肥大，就會容易出現齒印；另外，舌苔越厚，濕氣越重。白色的舌苔，代表寒濕；黃色的舌苔，代表濕熱。那麼黑色的舌苔呢？很大機會是吃了八仙果而已。如果一個人沒有吃八仙果，而舌苔無緣無故發灰發黑，這是大病頑疾之兆，寒濕極重，不可不慎。

01

何謂濕熱體質？

| 點解黃紺紺 |

柴醫：點解你老公條脷黃紺紺咁嘅？ ☺
朋友女披唇：你點知㗎？
柴醫：你面書放晒出嚟吖嘛！
朋友女披唇：☹☹☹

\# 濕熱是濕邪加熱邪
\# 濕熱舌苔黃厚膩
\# 濕熱個口可能臭過隻狗

濕熱體質的主要特徵是滿面油光、口苦口臭、舌苔黃膩、身體容易發熱等表現，中醫認為這類人體正氣偏盛，胃火重，食得多但未能及時消化後排出廢物，養生的原則宜清熱祛濕、通腑瀉熱。濕熱的人適合住在清爽的地方，減少加班熬夜，養成良好的排便習慣，戒煙戒酒，避免食宵夜，多做伸展運動、帶氧運動、負重運動，以預防濕熱積累。

濕熱的人可透過拔罐、刮痧之法，清除瘀血，一般做完拔罐，那些罐印越紅越黑，代表身體越多濕熱，需要定時清除。濕熱的人飲食適合清淡，多食清熱化濕、性平微涼的食品，例如常飲清補涼，有助改善濕熱體質。同時忌食辛辣、刺激、滋膩之

品，例如羊肉、芒果、生薑、咖哩、辣椒、花椒、八角等，大熱大補之品包括鹿茸紅參，應該避免。必要時可找醫師如何服食補湯，特別是一些準備生育的夫妻。

濕熱體質有甚麼特徵

濕熱的體質，其實是濕重體質加上一些熱性體質，熱性就是身體機能亢進。這和飲食有密切關係，多吃快餐煎炸，美式飲食，重口味，又煙又酒等不良嗜好，就會更加助長濕熱體質。澳洲阿德萊德大學魯賓遜研究學院分析 5598 名來自澳洲、新西蘭、英國及愛爾蘭的女性日常飲食，結果發現，相比少吃快餐的女性，一星期進食快餐 4 次或以上的女性，其受孕時間多出約一個月。這些喜歡吃快餐的人，令個人更容易產生濕熱體質，所以多食水果，少食快餐，少食重口味辛辣等，都可以改善濕熱體質。

黃綠痰、鼻涕

當鼻敏感或氣管敏感時會流鼻水、有清稀白痰，當這些濕氣加上熱邪，就會變成黃綠鼻涕及黃綠痰，相當於一些細菌病毒感染後的排泄物，身體的正氣消除濕熱邪氣後，須排走這些廢物，就以鼻涕、痰的形式排走。

滿面油光

滿臉油光，代表這人皮脂腺相當旺盛，身體偏熱，容易導致毛孔堵塞。皮脂腺的堵塞，加上臉上的痤瘡丙酸桿菌感染，可以發生痤瘡，也可以導致其他地方的毛囊發炎，例如頭瘡、眼瘡、胸口背部生瘡等等，大多數是體質天生濕熱，後天多吃辛辣、重

口味，還有一些壓力導致肝鬱化火，夜睡、煙酒等不良生活習慣也會加重濕熱。相反，如果一個人完全沒有油，臉部毫無光澤，是陽氣不足的表現，面色晦暗無華，也是另一種體質的偏向，需要調理平衡。

女性白帶又黃又紅

當女性身體虛弱，被濕邪所侵，向下攻擊，就會導致陰道炎，分泌的白帶就會出現色質量的改變，例如腥臭、豆腐渣樣改變、又黃又紅，這相當於各種細菌真菌感染引起的病理白帶。西醫治療炎症，主張口服抗生素，或者陰道塞藥，可是往往給人難以斷尾的感覺，因為這些藥物無法改善陰道的抵抗力；而中醫除了清熱祛濕的藥物，更加強調症狀消失後如何鞏固正氣，讓脾腎運化代謝水液更好，這樣才能從根本治好陰道炎。

眼屎多

中醫認為眼屎多是肝火重，急性結膜炎症，眼屎特別多，眼睛紅腫，不屬於此討論範圍。這裡講的是一種慢性的濕熱表現，多是捱夜、常吃油膩煎炸、用眼過度導致，可飲菊花枸杞夏枯草茶改善。

口瘡暗瘡頭瘡

口瘡、暗瘡、頭瘡一般難以完全根治，特別是復發性口瘡、暗瘡的治療，時間也會比較長，一般起碼半年。症狀較輕的粉刺、暗瘡，一般人不會求醫，多數自行康復。不過，當暗瘡越出越多，

由濕熱體質導致的暗瘡，往往在中西藥治療停止後一段時間又會復發。濕熱體質的人，生活習慣無法完全改變，壓力也難以完全根除。這些皮膚炎症，發作時可用清熱解毒的藥，但是容易復發，這就是濕的特性（纏綿難癒），所以必須加入祛濕藥，情況像金魚缸換水，先把骯髒的水倒掉 1/4，然後再放入乾淨的水，這就是養陰法，不可能把所有水倒掉才加入清水。所以治療也不能清熱解毒太長時間，要根據患者體質加入清熱養陰的藥，然後再適當固護正氣，才能減少濕氣；少了濕氣，熱邪便難以與濕邪糾結在一起了。

小便黃、大便臭

正常小便淺黃色，如果深黃，就是身體比較濕熱，例如捱夜。不過服食維他命 B，也會引起尿黃。中醫認為飲食經過脾胃運化後所剩之糟粕，由大腸傳送而出，形成大便，故大便正常與否，和脾胃功能有密切關係。大便又濕又惡臭，就是濕熱。如果一個人進食過多肉類，很少水果蔬菜，大便就會特別臭，因為植物只含碳、氫、氧，而動物（豬牛羊雞鴨鵝）卻多了兩種「臭」的元素，就是氮和硫，這些硫化氫會讓糞便更臭。

口苦口臭

中醫認為口苦是由於濕熱引起，包括肝膽濕熱和胃熱兩種。肝膽濕熱以濕熱內蘊，肝膽功能異常為特徵。胃熱產生的口苦，是由於飲食不合理，食用了過多的辛辣食品，也會引起口苦。有一些人是精神性口苦，精神性口苦常在精神緊張、憤怒、煩躁、

焦慮、恐懼、失眠時出現或加重。國內有醫生調查分析 286 位口苦病人中，171 位（60%）為精神性口苦，他們還伴有功能性消化不良和腸易激綜合症等功能性胃腸病。

頭痛頭重

濕熱頭痛，頭部十分沉重，多為脹痛，而不是刺痛，中午後加重。這種頭痛需要分辨外感和內傷頭痛，一般內傷頭痛，分清表裡虛實，對治療十分重要。有些本身頸肩勞損的人，也會特別容易產生頭痛的症狀，筋骨問題與濕熱並非截然分開，而是重疊存在。因此平日若知道自己哪裡筋絡不通，多做拉筋舒展的動作，便可預防外感時不適。

脾氣大，容易煩躁、較暴躁

體內有熱，容易引起暴躁，小小事就大大聲，容易引發衝突，這種人較容易患心臟病和中風，平時血壓的波幅也比較大。這種血壓不穩定的情況，也可以是危險因素，中醫認為濕熱體質的人脈象多弦滑、滑數，一把脈就可以知道此人情緒如何，因為肝膽濕熱、暴躁的性格皆可以反映在脈象當中。

身體發熱、怕熱

一個人身體發熱，可以有很多原因，主要是濕熱體質或者陰虛有熱；而手心發熱，皮膚表面溫度常常高於其他人，這可以是濕熱導致，需要透過望聞問切綜合判斷，不是一摸到手心熱就等

於濕熱。但常常身體發熱,排除外感後,可以初步判斷此人是有熱,可能是濕熱。

女性外陰痕癢、男性陰囊潮濕

濕邪加上熱邪,就會導致一些現代醫學講的發炎症狀,例如濕邪喜歡向下留注,經常會侵犯女性陰部,導致一些常見的婦女病,例如念珠菌引起的陰道炎。而男性陰囊經常出現潮濕、搔癢,甚至濕疹、龜頭炎、包皮炎等難言之隱。在臨床中遇到這些患者,往往怕是性病而傳染給伴侶,也擔心性行為後會復發,大大影響了日常的心情。

舌紅苔黃

舌為心之苗,同時為脾之外候。意思是身體內有濕熱的人,會或多或少反映在舌色和舌苔上,如果一個又煙又酒又消夜的人,舌苔一定黃厚膩,舌色也會比一般人紅,如果年紀超過50歲,更加會是暗紅或紅絳色,這樣反映濕熱已經走到血液,需要一些涼血配合祛濕的中藥。很多人喜歡刷舌苔,擦乾淨會否就把濕熱清除呢?因為我們每日都會進食,所以如果身體內的濕熱沒有減少,舌苔很快又會變厚,所以治本來說,還是要改善生活習慣,食物要以清淡為主。

我究竟是寒濕、濕熱，還是濕重？

其實濕重之人，必伴有氣虛，而氣虛再發展成陽虛。舉例說，一個人脾虛，吃不下東西，自然熱量少，手腳容易冰冷。此時，便出現畏寒怕冷，吹風吹到冷氣也怕，這就是陽虛了。所以一個人結合了陽虛體質與痰濕體質，就會形成寒濕體質，也會出現以下一系列的特徵：

面色發白

面色發白、發青、發暗、發黑。寒濕重的人，不是白裡透紅，而是白裡透黃，臉色晦暗，好似蒙上一層灰一樣，鼻樑有時有條青筋，這些人多有肺寒，有鼻敏感。這種人多沒有甚麼暗瘡，性情比較內斂。

怕風怕冷

陽氣不足，自然頭怕風，頸怕寒，特別是頭頂的百會穴，如果被巴士小巴的空調吹個正著，不用一分鐘，便會有頭痛不適，這些是一種身體的應激反應，叫我們避開風寒。如果因此而出現流鼻水頭痛的症狀，我們稱為外感風寒，常用方是川芎茶調散。如果是吃了雪糕腹瀉連連，飲了涼茶又腹瀉腹痛，我們稱為脾胃虛寒，並非外感表證，可以溫中健脾，最常用的方有參苓白朮散。

舌苔發白

如果舌色粉紅，舌苔稍白厚，口水多，我們可以稱為痰濕；如果舌色也白，舌苔也白，那就真好像一條北極舌。這種體質，無論外面的世界如何，季節如何變化，也要注意陽氣的守護，因為裡面永遠是冬天。這些人不可吃雪糕壽司，就連白菜、西洋菜、白蘿蔔、苦瓜等寒涼食品也應少吃。

白痰清鼻水

當我們受寒後，例如呼吸一些冷空氣，身體的鼻腔與氣管便會分泌一些鼻水與白痰，阻慢凍空氣的流入，讓肺部運作不至於受影響，而「肺為嬌臟，不耐寒熱」，所以肺寒的人因為素體寒氣偏重，所以分泌大量鼻水與白痰，此時可導致打噴嚏、咳嗽、鼻水倒流等症狀。我們身體有衣服保暖，頭面暴露在空氣之中，容易流失溫度，如果頭面的血流減少，抵抗力會不足，「正氣存內，邪不可干。邪之所湊，其氣必虛。」

容易出冷汗

有留意柴醫專頁的粉絲，或會見到不少人留言提到入睡後出很多冷汗、虛汗，身體並不是很熱，但又容易流汗。這種常冒冷汗的人，也是寒濕體質。

經常腹痛、腹瀉

我們的肚皮，正常應該微暖，如果放一隻手在肚皮上，感覺到涼意，這便是寒氣或有寒濕。人是恆溫動物，無論外界環境是冷是熱，身體內部也維持在 36.8 ± 0.7°C（98.2 ± 1.3 °F）。體表溫度則變化較大，有些人正氣足，體表溫度也較暖，但不會像體內一樣恆溫。如果常常四肢不溫，代表體內必有寒濕。

關節受涼後疼痛

上了年紀才會明白關節痛的慘況，每逢翻風落雨，往往周身骨痛，長期骨痛更加會影響心情，覺得活得沒有意思。中醫認為寒性收引，濕性纏綿，這兩種內邪會讓身體氣血運行更慢，加重頸肩痠痛、肩周炎、腰痠背痛等症狀。疼痛部位越多，時間越長，代表體內寒濕越重。

為何這麼多人有濕重、寒濕、濕熱的體質？

根據範津博《香港地區成年女性人群中醫體質流行病學調查研究》顯示：香港地區成年女性中，平和質佔 23.9%，大部分為偏頗體質（佔76.1%）。八種偏頗體質類型分佈情況依序為：陽虛質（15.2%）＞血瘀質（12.1%）＞氣鬱質（11.1%）＞陰虛質（10.1%）＞氣虛質（9.6%）＞痰濕質（8.9%）＞濕熱質（4.8%）＞特稟質（4.3%）。

體質並非截然分明，而是有主要體質與兼夾體質，與濕有關的體質包括：氣虛、陽虛、痰濕、濕熱體質，共佔 38.5%。平和體質大約佔 1/4 人，因此我們大部分人的體質是有一點偏頗的，所以這麼多人想達至平衡，改善體質即養生，讓人活得更健康，延緩衰老。

美國民調機構蓋洛普（Gallup）發佈2017年度調查顯示，本港在「全球十大不快樂國家或地區」中排名第七，與伊朗、伊拉克等戰亂頻仍的國家同時打入頭十名。不開心就會尋求一些途徑得到快樂，日間營營役役，晚上不盡情玩樂頓覺無味，宅男在家打機上網，OL 情陷夜中環，妙手仁心的醫生們去酒吧飲酒聊天等，總之晚上不愛睡覺。這種捱夜的生活習慣，會令人體的陽氣漸衰，濕氣、寒邪會慢慢日積月累，就像你廚房樹櫃裡的陰濕位，慢慢長出蘑菇，而你卻懵然不知，就似傻仔一名。中醫重視子午睡，人體到了夜晚 11 點（子時），處於陰陽交接之時，陽氣開始萌芽，如果此時不休息，人的陽氣將會受到影響，寒氣容易侵犯人體，輕則打兩個噴嚏，重則損傷腎陽，變成虛佬。

要靚不要命

　　愛美是人的天性，為了美，短裙、露肩、露臍裝、低胸裝，讓男士大飽眼福之外，這些性感的衣著，也容易讓身體被風寒濕邪所侵，令身體更容易出現各種關節痹痛。曾經有一位在雪糕廠當包裝工的病人，她手指長期沾到寒濕，十指關節都出現了關節炎，晨起更加僵硬超過一小時。西醫診斷為類風濕關節炎，中醫診斷為「痹症」、「歷節風」。歷節風屬於痹症的一種，張仲景《金匱要略・中風歷節病脈證並治》，其病以「歷節痛、不可屈伸」、「其痛如掣」、「諸肢節疼痛」。《外台秘要》亦認為：本病大都風寒濕之邪，因虛所致。腠理不密，感受風邪，經脈結滯，蓄於骨節之間，或在四肢。總之，中醫認為本病是在肝腎虧虛的內因基礎上，遭受風寒濕外邪而致病。

食雪糕生冷食物

　　香港人最喜歡去哪裡旅行？無疑是日本，大家都喜歡日本美食，壽司、刺身，這種生的食物，中醫認為海鮮、刺身屬於寒濕，多吃無益，建議與薑片同食可解寒濕，或者配一杯熱的玄米茶，這樣可減寒濕。日本人也愛用清酒送刺身，清酒溫性，能解刺身之寒。而香港人喜蝦蟹，特別是大閘蟹，蒸蟹往往用紫蘇葉蒸，食完再飲薑母茶驅寒，其實紫蘇葉也是一種治療外感風寒的中藥，而紫蘇莖一般用的是曬乾後的莖，可以直接煲水飲，用量每次 6g，水適量。可以理氣寬中、止痛、安胎。

　　大熱天時，飯後嘆一杯凍飲，真的心曠神怡。不過冷飲會削弱我們脾胃的消化力，大家有沒有試過用凍水洗碗？因為人體的

消化酶，在消化脂肪蛋白質時體溫 36.8 度會最有效率，大家用洗潔精時，如果用溫水洗，會覺得洗得特別乾淨。因此，偶然飲一杯凍飲，沒有大礙，但時時飲，對脾胃確是一種負擔，大家適可而止最好。如果一定要飲，中午飲最不傷脾胃，因為早餐與晚餐，脾胃陽氣較弱，當然少冰也是一種折衷的辦法，有人說含在口裡，含到暖才吞落杜，如果這樣飲凍飲，為何不飲一杯清水便算？那不是更解渴更痛快？

懶做運動

很多香港人覺得自己肥，也知道要做運動，可是只能堅持一兩星期。其實運動貴乎堅持，能在運動中找到樂趣的人，才能堅持。大部分人長年累月沒有運動習慣，只是埋首工作，為口奔馳，突然興之所至學空中瑜伽、打泰拳，一般多是三分鐘熱度，而且容易在運動過程中出現筋膜炎、關節炎、扭傷等等。為甚麼？因為長期工作已經五勞七傷，捱夜導致肝血不足，肝主筋，無法濡養筋，導致特別容易扭傷，加上肌肉質量低，平時的肌肉繃緊，全身肌肉彈性也會較差，一傷就更加少活動。疼痛令人活動量更加少，所以體重無法下降，甚至越減越肥。50 歲以下跑步是不錯的選擇，游泳也是醫生推薦的運動。

不良習慣

洗完頭應該立刻吹乾，如果是長頭髮的女士。洗頭後後枕容易被風吹到「攝」親。做完運動，流汗後吹空調，也容易受涼感冒。更年期婦女容易潮熱出汗，出汗後頸部往往濕透，這也會削弱正氣，被風寒濕外邪所侵。

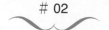

＃ 02

濕病的常見病種

 濕病的常見病種

　　根據國醫大師路志正主編的《中醫濕病證治學》中提到，濕病大致分類如下：

外濕所致

- **感冒：風濕感冒。**
- **濕溫：有上、中、下三焦之別。**
- **暑濕、伏暑。**
- **痹病：包括風濕痹、寒濕痹、濕熱痹。**
- **濕瘡（濕疹）、濕癬。**

　　以上見於現代醫學的上呼吸道感染、腸傷寒、風濕及類風濕性關節炎、肩關節周圍炎（又稱五十肩）、蜂窩組織炎、濕疹、皮炎等病。

外濕所致

- **頭部疾病**
- **眩暈**

‧頭痛

‧失眠、多寐

‧鼻淵：濕熱蘊結

　　以上見於現代醫學的神經衰弱、神經官能症、腦供血不足、腦部腫瘤、腦軟化、鼻炎、鼻竇炎等疾病。

名詞解釋

鼻淵：鼻淵即西醫學的鼻竇炎。主要表現為局部頭痛、鼻塞、流黃綠涕不止、嗅覺障礙等。

腦軟化：因腦組織需氧極高，一旦動脈受阻必然導致供應區域的軟化，腦軟化亦即其他器官的梗死。

胸部疾病

‧咳嗽：濕咳，痰濕阻肺。

‧哮喘、肺脹：痰濕壅肺，氣道不利。

‧肺癰：濕熱毒邪壅盛。

‧胸痛：濕遏氣機，痰濁內阻。

‧胸痹：濕邪痹阻，胸陽不展。

‧心悸：痰濕濁邪內阻，心脈不利。

‧脅痛：濕熱鬱阻肝膽，經脈不利。

　　以上見於現代醫學急慢性支氣管炎、肺炎、哮喘、支氣管擴張、肺膿瘍、胸膜炎、肋骨炎、肋間神經痛、膽石症、急慢性肝炎等病。

腹部疾病

· **胃脘痛：濕濁、痰濕、食滯停聚胃脘。**
· **腹痛：濕熱、痰濁中阻，腑氣不通。**
· **濕阻：濕濁、濕熱蘊結脾胃。**
· **泄瀉：濕邪內蘊，運化失常，清濁不分。**
· **痢疾：濕熱毒邪熏灼腸道。**
· **黃疸：濕熱濁邪蘊阻肝膽。**
· **呃逆：濕濁內阻，升降失常。**
· **嘔吐：濕濁阻滯，腑氣不降。**
· **鼓脹：濕熱搏結，濁水停滯與痰凝聚。**
· **癃閉：濕濁下注，氣化受阻，開闔不利。**
· **淋證：濕熱下注膀胱。**
· **便秘：濕阻大腸，腑氣不通。**

　　以上見於現代醫學的急、慢性胃炎、胃潰瘍、十二指腸潰瘍、消化不良、胰腺炎、胃腸自主神經功能紊亂、急慢性肝炎、肝硬化腹水、膽囊炎及膽石症、結腸炎、泌尿系感染、前列腺炎等病。

婦科疾病

可導致帶下、陰癢、月經不調、痛經、不孕等。

兒科疾病

最常見為嘔吐、泄瀉、厭食、疳癪、胃脘痛、腹痛等。

接著的章節，主要介紹 10 種常見病，多與濕氣有關，我們統稱為濕病：

 ## 濕熱型的脫髮

大多數人脫髮都是遺傳，加上一些後天因素，例如飲食作息不好，情緒壓力難以舒緩導致。我們每天都會掉髮，到底要到甚麼程度才是嚴重？若每天脫髮一百條以上，而新生長的頭髮不夠快，或是頭髮越見稀疏，甚至用梳輕輕一梳，便有三條或以上頭髮脫落，便有機會是脫髮了。而頭髮分叉、易折斷，頭髮變幼，毛囊萎縮的人士，也容易脫髮。平均頭皮 1cm x 1cm 範圍內若少於 30 條頭髮，就屬於頭髮比較稀疏。

中醫如何分類呢？

主要分為**肝腎不足**和**脾胃濕熱**兩類：

男士脫髮階段

常用方藥：通竅活血湯、七寶美髯丹、六味地黃丸、三仁湯等。

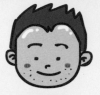

- 正常
（未見脫髮）

- 輕度脫髮
（輕微M字額）

- 中度脫髮
（頭頂稀疏見肉）

- 嚴重脫髮
（地中海）

女士脫髮階段

常用方藥：加味逍遙散、七寶美髯丹、一貫煎、歸脾湯等。

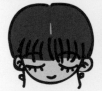

- 正常
-未見脫髮
-喜歡照鏡

- 輕度脫髮
-脫髮增多，分界變闊
-屬於治療黃金期

- 中度脫髮
-脫髮逐漸加重
-頭頂髮量明顯稀薄

- 嚴重脫髮
-髮量減少，脫髮反而減少
-頭頂見肉
-曬得多容易生墨

斑禿種類

有些人會用生薑搓頭皮，可諮詢註冊中醫意見。

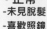
梅花針

- 斑禿
- 全禿
- 普禿

辨證論治係最好，但係無得包醫好。

斑禿俗稱「鬼剃頭」，斑禿可在6個月內長頭髮。6%發生全禿。全禿即係接近全部頭髮脫落，如果眉毛、睫毛、腋毛、陰毛皆脫落，即係普禿。
斑禿可服食中藥改善氣血運行，配合梅花針每日敲頭數分鐘，有助生髮。

　　肝腎不足的人，頭髮容易乾燥、容易打結，脫髮呈瀰漫性。中醫理論腎主骨，藏精，其華在髮。肝藏血，髮為血之餘，肝腎精血同源，血乃精所化，精血充足則毛髮光澤。肝腎不足，則頭髮失去生長之源，不能濡養而脫落。香港人肝腎不足、精血虧虛的最主要原因是加班兼職，平日體力虛耗，用腦過度，缺乏休息，捱夜耗傷精血，會影響頭髮的健康。某些女士減肥太厲害，導致營養不良，同樣會影響到頭髮的粗幼與密度。

　　脾胃濕熱的人，髮質比較油，前額頭頂脫髮較多，皮脂分泌較旺盛的地方反而脫髮較多，這相當於雄激素脫髮，主因是男性賀爾蒙（DHT）加快了頭髮的生長週期而脫落。中醫認為脾主運化，為後天之本，脾氣虛弱，或過量吃肥甘厚味及煎炸食物、飲酒食辣，以致脾胃失常，水濕內聚化熱，濕熱上蒸，引起頭髮黏膩而脫落。

一位聲音響亮的女病人來求診，她說話急促，顯然生活節奏急促，壓力較大。

女病人：最近工作壓力比較大，月經也不太準時。脫髮好嚴重！

醫師：　你年齡接近更年期，氣血容易失調，壓力傷肝，肝血不足，無以養髮，因為髮為血之餘，沒有足夠的血，便會脫髮。

女病人：你知道嗎？我的髮型師說我只剩一半頭髮，像癌症病人吃了化療藥。很擔心我是否得了重病。

醫師：　你這種突然大量脫髮，是情志與氣血逆亂導致。你可服食中藥治療更年期引起的各種症狀，例如失眠、便秘、頭痛、皮膚敏感等。你現在 48 歲，距離完全收經可能還有 1-2 年，我估計你的頭髮可以再長出來，現在只是一種週期性的脫髮。

女病人：那麼大約要治療多久才可以恢復正常呢？

醫師：　最短也要三四個月，長則一年左右。因為你的髮囊還未消失，也沒有頭瘡、頭皮炎、脂溢性皮炎等問題，情況頗為樂觀。

女病人：我看過的女西醫說沒有方法治療，是年紀大了就脫髮的現象。

醫師：　你先服食中藥，加上針灸頭皮刺激髮囊，再看看療效吧。

這位女病人治療了半年時間，一直很有恆心。治療初期，脫髮減慢，到了第四個月，頭髮開始長出來，髮量增多，病人十分開心，所有朋友都看到她的頭髮慢慢變回原來髮量的九成，最特別的是她老公和她一起每星期喝生髮湯水，頭髮竟然也變得茂密起來，這真是喜出望外。

治療關鍵：在治療選方用藥中，補血調肝最為關鍵，壓力勞神傷血，加上更年期的雌激素減少（類似腎陰），所以一些滋補腎陰，補血調經的中藥至為重要，例如當歸、生地。考慮到女患者偏熱的體質，我選擇了生地代替熟地，另外還有其他何首烏、側柏葉、枸杞等中藥，慢慢把女患者的體質調好，頭髮也長回到原來的九成，是一個讓人鼓舞的成功個案。

備註

此乃成功個案分享，服藥療效因人而異，並不保證每位患者皆可恢復九成髮量。

脫髮 10 年 成功個案

這是一位 32 歲女披唇，脫髮已經有十年，中學時曾經試過頭皮發炎，開始有頭皮屑，每日肩膀都像充滿雪花，一點也不浪漫，還十分尷尬。這種因頭皮敏感，乾性的頭屑，經過作息調整後，不知不覺間自然恢復，頭皮敏感、頭皮屑問題也隨之消失。

不過，披唇 22 多歲時因甲狀腺問題再次導致脫髮，除了求診西醫治療甲狀腺外，還嘗試過 RGA（生長因子活髮療程）治療，這種治療可讓頭髮變粗，但無明顯增加頭髮數量。2019 年，女患者進行甲狀腺切除手術，切除一半甲狀腺後，容易有甲狀腺素低下症狀，例如容易疲倦。女披唇由於氣血不足，頭髮健康便會受到影響，因此必須調理內在的臟腑氣血，才能增加髮量。在診療時，頭皮沒有明顯的乾性或者油性的頭皮屑，因此不宜用一些清潔力太強的洗頭水。由於是氣血不足，所以這種脫髮不宜用祛濕熱的處方，例如三仁湯。

披唇服食處方七寶美髯丹、桑椹、桑寄生、靈芝及茯苓等中藥，有助健脾補氣、補血養精、補益肝腎，再加上滋補腎陰的林蛙丸，女披唇堅持治療四個月後，髮量已有明顯改善，現在還一直服藥保養。

這位披唇最近覆診，說連同事都發覺她頭髮明顯增多，讓她喜出望外！

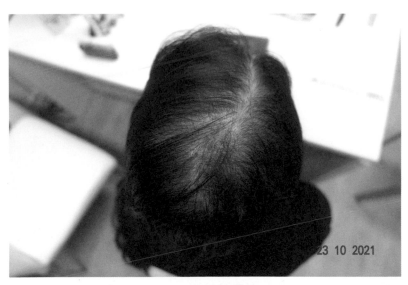

23 10 2021

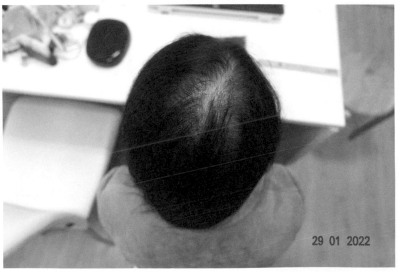

29 01 2022

鬼剃頭

如果你某一日睡醒，發現整個枕頭都是頭髮，脫髮200多條，你會覺得自己是撞邪嗎？古代人的確認為這種脫髮叫「鬼剃頭」；實際上，現代醫學稱此為「斑禿」。我也遇過一位嚴重的斑禿患者，短短兩個月變成全禿，再發展成普禿。這名43歲女子，是一位體育老師，由於工作壓力大，她於2020年6月突然出現脫髮問題，懷疑因壓力導致免疫系統失調，每日約有200條頭髮脫落。

患者曾接受西醫治療，外塗類固醇一個月，惟情況並無改善。2020年8月，她前來中醫診所求診，首個月未見好轉，更愈脫愈多。及至10月，她所有頭髮脫落，連眉毛、眼睫毛也脫光，屬於「普禿」，需佩戴假髮。

不過患者堅持治療，經過三個月的中醫治療，處方內服的中藥、每日用梅花針敲打頭皮一分鐘後，該患者再度長出新頭髮。接著，第四個月，她開始長出又短又幼細的白色頭髮。直到第六個月，頭部兩側、後枕最早長出黑色頭髮，因為這些部分屬於較強壯的髮囊，因此多數會先長出新的黑色頭髮。

第九個月，她整個頭也長出又細又柔軟的黑色頭髮，而白色頭髮亦漸漸變黑，髮量愈來愈多，眉毛情況也稍有好轉。2021年9月，經過約一年治療，她的髮量約回復了七成，目前仍繼續長出頭髮，身體正逐步復原。

患者服食的中藥主要是補益肝腎、養血的中藥,例如:七寶美髯丹、六味地黃丸,配合寧神疏肝的藥物,減輕壓力,例如:加味逍遙丸、柴胡疏肝散。

　　另外,還有改善頭皮供血的藥物,例如川芎、雞血藤、丹參。脫髮難免增加壓力,導致睡眠質量下降,所以需要配合安神的藥物:酸棗仁、茯神、蓮子、靈芝,以及補益肝腎的藥物:桑椹、枸杞。最後,還有加上祛風止癢的中藥:普禿患者會因為戴假髮而頭皮痕癢,故亦需要服用荊芥、防風、蒺藜、白鮮皮等中藥,以預防頭皮發炎。

　　除此之外,「梅花針」又叫「七星針」,不少西醫都發覺這種方法有效治療斑禿、白蝕,所以也會建議患者自己用梅花針敲頭刺激頭皮髮囊微循環,加速生髮。

　　而湯水食療方面,患者平時可適量進食有助維持頭髮健康的食物,例如黑芝麻、核桃等,同時亦可飲用黑豆水或「烏雞黑豆生地湯」。

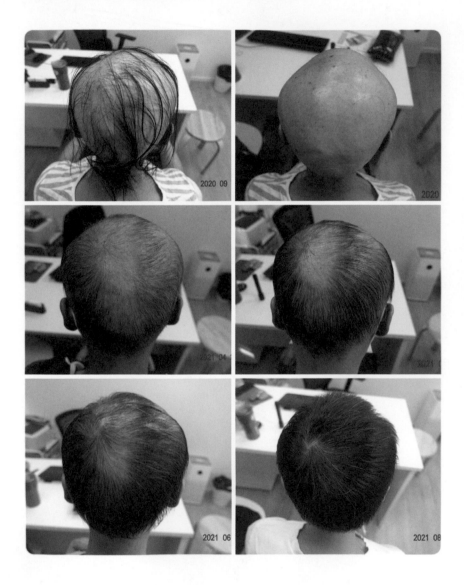

Chapter 1

濕疹

濕疹患者步入診室，開口即道：**「中西醫我都看過，一句到尾，濕疹有冇得斷尾？」**

柴醫：**「濕疹冇得斷尾，不過……」**
濕疹披唇：**「得！冇得斷尾，咁我唔想浪費時間。」**

講完就起身離開診室，柴醫搖頭嘆息，心想：濕疹難醫，但愚昧更加難醫。

濕疹的患者越來越多，歸根究柢，是身體的濕氣無法徹底移除。濕氣是脾虛引致，如果脾胃改善，免疫力則會較正常。臨床很多病人都以為因濕疹患者抵抗力弱，才會發炎，其實真正的情況是抵抗力／免疫反應太高，才會導致濕疹。原因是我們的防護系統誤以為皮膚上正常的微生物是有害物質，所以就攻擊皮膚，引起發炎；同樣地，免疫力過高，會攻擊進入身體的大蛋白分子，例如蝦、蟹、牛、蛋等，腸道無法有效消化，就會產生免疫反應，繼發濕疹或者其他類型的皮膚敏感，例如蕁麻疹。

有一位經常要應酬的男披唇，常常因為應酬喝酒，或者到內地公幹吃四川麻辣，因此四肢全身都會發濕疹，十分痕癢，更加無法和寶貝女兒一起游泳。他的願望是可以醫好濕疹，暑假多和女兒游泳，共聚天倫。他堅持服中藥一年，結果濕疹情況有了明

顯的改善，一些蛇皮起格的皮膚，中醫叫做肌膚甲錯，外塗了紫雲膏，也慢慢變成正常皮膚，乾燥大大改善了。這個說明內服中藥加上外塗紫雲膏，可以減少體內濕氣，治療濕疹。現在男披唇終於可以在暑假陪伴女兒游泳，看見他滿足的笑容，我也感到安慰。治療濕疹需要很大的耐性，雖然是皮膚病，但要治療的是體內的五臟六腑，把濕熱、血熱、陰虛、痰濕等，調到一個平衡點，濕疹便轉為穩定，只是偶然有些小發作，但基本不用再塗類固醇 / 抗生素等西藥。

寵物去世，生活壓力容易誘發濕疹

大家都知道，心情不好，生活的壓力容易誘發濕疹，一位50 歲的女披唇因生活壓力及受寵物離世影響，心情大受打擊後，引起濕疹爆發，頸面手都出現濕疹。

她曾經接受西醫治療並使用類固醇治療，但病情依然反覆，亦曾自行購買藥膏，惟濕疹患處依然紅腫、痕癢、疼痛及滲水，使她無法入眠，故決定改向中醫接受治療。

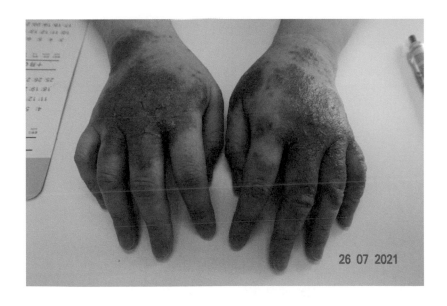

26 07 2021

經斷症後，這位女披唇屬於肝鬱脾虛、濕困體質，故我為披唇處方消風散、龍膽瀉肝湯、酸棗仁及甘草等藥材，具清熱祛濕、驅風止痕、通便及安神功效。

我又提醒女披唇，治療期間手部需要避免接觸水，儘量戴手套洗澡，洗碗時亦需要先戴棉手套再戴乳膠手套，避免致敏源刺激手部濕疹，她足足堅持了幾個月！當手部傷口接觸水後，容易刺激真皮層，導致滲水及患處越來越嚴重。所幸女患者丈夫體諒太太，負責所有洗碗工作；經四個月治療後，女患者病情已穩定，暫時不用覆診，我也替她高興。疫情下，情緒和壓力容易導致免疫力下降，如果持續幾個月未得以紓緩，有機會觸發濕疹發作，因此大家也要多加注意，保持身心健康。

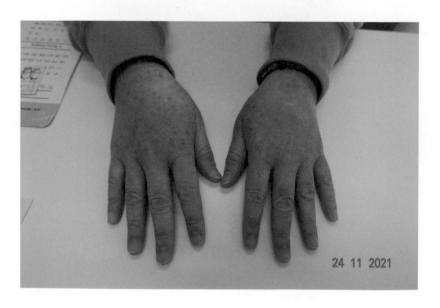

24 11 2021

27 歲女曝曬吃蝦蟹牛肉濕疹

　　一位 27 歲披唇於 2018 年往日本旅行，期間曾行山並曝曬幾個小時，回港後首次爆發濕疹，屬於較嚴重的急性濕疹，而且一發不可收拾。頭部、面部、頸部、耳朵情況尤為嚴重，皮膚滲水、結痂、紅腫，狀態很差，令她無法安睡。當時她接受西醫治療兩個月，停藥後就復發；遂接受中醫診治，但因沒戒口，進食蝦、蟹、牛肉而再度復發。2021 年年初，她向柴醫求診，治療三個月後明顯好轉，至目前已求診十個月，皮膚回復白滑，臨床康復。

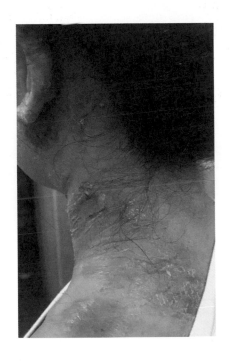

服用清熱祛濕的中藥約兩個月，皮膚已明顯改善。中藥例子如：消風散、龍膽瀉肝湯、蒺藜、白鮮皮等。

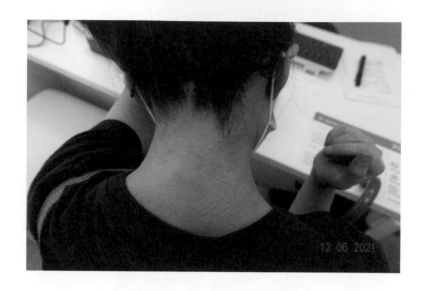

針灸平衡免疫力

　　濕疹患者的免疫系統多有失調，免疫亢奮，對於天氣環境、食物、體內荷爾蒙變化等都有超於常人的反應，針灸手三里、手五里、曲池、風門、大椎等穴，無須留針，加以手法運針，能夠疏通經絡，加速皮膚好轉，患者多數能夠感受到針灸後的三日內，皮膚特別正常，痕癢減少。

日常護理

應穿著全棉衣物，不能穿著太侷促、太熱的物料。洗澡時間不能過長，水溫也不能過熱，建議用溫水洗澡，因為熱水會刺激皮膚。若傷口太多，建議 2 至 3 日才淋浴一次，因為傷口接觸水會較難癒合，以抹身代替洗澡會比較好。

食療

濕疹患者飲食宜清淡。非急性濕疹患者，平日適合飲用淮山蓮子百合陳皮瘦肉湯；急性濕疹患者，則可飲用魚腥草蘋果雪梨湯，或者粉葛土茯苓湯。不少患者因為喜歡食甜品、或者蝦蟹，飲酒食辣，這些都會不知不覺加重身體內熱，積聚濕氣，所以建議平常清淡飲食，有助減低濕疹復發機會。

粉刺、暗瘡

　　說起暗瘡（叫做「青春痘」），相信大家都不會陌生。當發育年齡到了，油脂分泌旺盛，堵塞皮脂腺，加上一些痤瘡丙酸桿菌過度增生繁殖，就會引起毛囊發炎。臉上、胸口、背部這些地方都是容易生暗瘡的位置。

　　一位電視台的一線英俊小生來求診，因為額頭突然爆瘡，生了很多粒粒，只有外塗 A 酸藥膏治療，由於皮膚不平滑，所以很難上妝，加上要登台，以及主持各大頒獎禮，所以需要儘快康復；那些暗瘡印（色素沉著）則問題不大，因為可以用化妝遮蓋。

男藝員： 柴醫，有沒有內服的藥可以治療暗瘡，清吓裡面嘅毒？
柴醫：　可以啊，你是陰虛火旺，加上休息不足，壓力大，所以容易生暗瘡。
男藝員： 要醫幾耐啊？真係好大壓力，塗了西藥有點乾燥發紅。
柴醫：　這是正常反應，主要作用是收油。你情況不太嚴重，較多粉刺，少量暗瘡，估計治療兩個月便可以。最重要爭取時間休息，加上別用太多化妝品，引起更多的毛囊堵塞。
男藝員： 冇問題！

　　兩星期過後，男藝員的粉刺大為改善，堅持再服兩星期中藥，滋陰降火，在電視中又見到青靚白淨的他主持節目，我也替他高興，他最後還說：「我好多女同事都爆瘡，可否幫幫她們？」當然可以，女士們的暗瘡會受到月經週期影響，往往在月經前加重。這些情況可以在月經後就加強養陰效果，日常減少甜品甜

食，配合中藥治療，往往會有不錯的療效。暗瘡的分級分類，大概可以分成四個級別：

第一級：粉刺、毛囊閉塞
第二級：粉刺、紅腫、丘疹
第三級：膿腫、膿疱
第四級：節結囊腫、凹凸洞

中醫治療暗瘡，重視調整體內的陰陽平衡。如果體質沒有改善，暗瘡醫好了，還是會很快又復發，所以分為治標與治本兩個方面。

治標：中醫認為肺主皮毛，如果皮膚有瘡，可當肺熱來治療，例如一些清熱解毒的藥，枇杷葉、桑葉等。除了肺熱，也會當作胃火來治療，例如黃連、黃芩。

不過，治療暗瘡不能一直清熱解毒，因為暗瘡發炎是表徵，主要是身體裡的五臟失調所致，大部分情況有陰虛火旺。針對這些不同的情況，可以選用沙參、麥冬、知母、生地等滋陰降火的藥，暗瘡才能達到較好的治本效果；如再配合一些健脾祛濕中藥，鞏固脾胃，濕氣減少，復發的機會也會降低。最後順帶一提，暗瘡與患者的壓力未必成正比，例如二級暗瘡，但可以產生很大的焦慮，面對這些患者，中醫也會特別照顧到患者的心理層面，開些疏肝解鬱的藥，身心同治。

胃脹

　　一位 OL 因為天生性格有點緊張，最近有些胃不適，胃脹，是典型的胃炎症狀；她也同時檢查了幽門螺旋菌，結果是陽性，不知道是否需要再進一步治療。她向柴醫求診，柴醫知道可用純中醫治療胃炎，而且藥物方劑很多樣化，屬於中醫的優勢病種，她疑惑有菌是否一定要用抗生素治療呢？其實不一定。

　　根據 2017 年香港中文大學醫學院腸胃科團隊的醫學研究，全球有大約 44 億人感染幽門螺旋菌，香港、台灣、內地、韓國等亞洲地區感染率達 55%。雖然專家相信近年本地帶菌率或回落至三成左右，但亦高達每三人就有一人感染。如果能夠使用中藥治療，能夠增強胃腸動力，改善消化不良，幫助調整腸道菌群，胃脹胃氣胃潰瘍的症狀全部消失，即使有幽門螺旋菌，也不一定需要服抗生素殺菌。

　　因為第一次使用抗生素殺滅幽門螺旋菌的成功率約 85%，有 15% 的人需要第二次殺菌，而此時細菌有了抵抗力，要清除的難度也就越高，容易產生抗藥性。所以以中藥治療胃炎，還是很有前景。

柴醫：治療胃炎，可用調和肝脾的方劑，柴胡疏肝散、平胃散、半夏瀉心湯等，相信你的胃炎症狀會大大好轉，減低出現胃潰瘍和胃癌的機會。

OL：　那我需要服多久中藥呢？

柴醫：六星期中藥，然後你可以去化驗所做一下幽門螺旋菌檢查。

　　在治療過程中，頭兩個星期她的胃炎症狀便明顯改善，結果六星期過後再去化驗，發覺幽門螺旋菌已經轉陰性，即不用服食抗生素殺菌。OL 也十分開心，這次溫和的治療，無疑增加了她對中醫藥治療胃病的信心，但此病容易復發，需要跟進，一旦再有胃炎症狀，要再覆診治療。

OL：估不到中藥也可以治療幽門螺旋菌。

柴醫：中藥不是直接殺死細菌，而是改善了你胃部的抵抗力。這樣便能夠有效控制幽門螺旋菌。

總結：胃炎胃脹胃痛胃潰瘍是演變胃癌的危險因素，幽門螺旋菌也是其中一個因素，中醫治療胃病安全有效，副作用低，值得在臨床推廣。

腹瀉

　　腹瀉可大可小，最常見最輕的可以是腸病毒腸胃炎，也可以是腸敏感或腸易激綜合症，少數人是白塞氏病、大腸癌，詳情不在此討論。腸胃炎沒有甚麼特別，嘔清病毒，排清體內濕毒，不用幾天就會康復。有些人比較虛弱，完全康復大約要十天，期間可以服益生菌補充腸道好菌。反而比較煩人的是腸敏感或腸易激綜合症。這種病人很樂意找中醫治療，中醫認為是脾虛困濕，當中還存在一些心理因素。有一位伯伯，3歲開始就腸易激，一直到老，求診時已經73歲。七十年來他都經常腹痛腹瀉，十分影響他的工作。他是一位教師，住所與學校不能相距太遠，因為每當他腹痛的時候，便無法忍便，每次強忍都會痛到面青。有時即使去了大便，腹痛依然存在，發作時，只有自己明白當中的痛苦！以下我化名叫他「屙男伯伯」，因為他經常無緣無故肚痛急大便。

柴醫：這麼多年有沒有一些特別的治療？

屙男伯伯：有個美國醫生，說我的腸向下蠕動太快，所以容易腸抽筋腸風多，可以做一個手術，把大腸切出後反過來，那就不用再腹痛了。還要飛去美國做。

柴醫：不是吧？我聞所未聞。

　　這時屙男伯伯打開肚皮，我見到一條長達八吋的疤痕，伯伯真的做了這手術？

　　柴醫心想，難道這是一個心理治療？

　　無論如何，結果伯伯沒有康復，還要繼續治療。

柴醫：我開些參苓白朮散給你吧！

屙男伯伯：好吧，醫埋我的心靈。

柴醫：此「參苓」不同彼「心靈」，但你腹痛腹瀉減少一定會心
　　　　情好啲。

後記：在治療的頭六個月，屙男伯伯情況越來越好，減少了腹瀉，
後來又一次腸胃炎，讓伯伯情況轉差，又再次變得腸胃敏感，頻
頻腹痛，後來再治療也效果不明顯了。之後屙男伯伯沒有覆診，
我希望他能找到幫到他的醫師。

虛勞

濕氣可令人感到疲倦，整天沒有精神，眼神似加菲貓，半開半合，半夢半醒。中醫認為這是虛勞，五勞七傷。

五勞：

久視傷血，久臥傷氣，久坐傷肉，久立傷骨，久行傷筋，是謂五勞所傷。

七傷：

大飽傷脾，大怒氣逆傷肝，強力舉重久坐濕地傷腎，形寒飲冷傷肺，形勞意損傷神，風雨寒暑傷形，恐懼不節傷志。

從以上文字看出，人們日常生活離不開視、臥、坐、立、行，這些活動對人的影響極大，每個人在日常的生活和工作中都要留心，無論是勞身還是勞心，都要有所節制，不可過度，要注意身心平衡，才是養生之道。

所有師奶都明白，氣虛要補氣，問題是黨參、北芪、紅參的比例配搭如何運用在氣虛的人體上，就像一個廚師，家庭主婦都會用油鹽糖，但如何煮出一味好餸，卻毫不簡單。補氣之法，也有平補、緩補、峻補，很多人虛不受補，這些人需要慢慢的補，緩慢少劑量地補，否則很容易上火，例如口舌生瘡、口乾舌燥、流鼻血等。一些老人家、陰虛人士、上熱下寒、上盛下虛，很容

易補完更加難受，就是因為沒有掌握好用藥的技巧，如何把君臣佐使配搭好，陰中求陽，陽中求陰，這才是關鍵。

為了容易明白，我舉幾個例子：

例子一

陳師奶說自己很容易上火，只要食三粒紅棗就會上火。

柴醫： 陳師奶，你每次怎樣服食紅棗？
陳師奶：我每次都會和數粒圓肉一起泡。
柴醫： 圓肉你落多少？
陳師奶：都有 10 粒。
柴醫 ：下次你不要落圓肉了，圓肉比紅棗更容易上火。
陳師奶：好的，另外紅棗需要去核嗎？聽聞可以減少熱氣。
柴醫： 只是以訛傳訛，不用理會。你可以用口去核。

例子二

25 歲 OL 泡了一杯紅棗茶，然後告訴我紅棗水會引起爆瘡失眠。

柴醫：你何時來 M ？
OL： 今日來 M，昨日喝紅棗水就失眠。
柴醫：主要是來 M 前有點熱氣，未必跟紅棗有關係。
OL： 即係 M 後可以飲紅棗水？
柴醫：冇錯，而且你喝完會睡得很好。

男士：我之前次次食中藥調理後都會病，變了感冒咳嗽。

柴醫：你醫甚麼？

男士：鼻敏感。

柴醫：你做甚麼職業？

男士：教師。

柴醫：你的咽喉長期充血，慢性咽炎，但又同時有鼻敏感，常有
　　　鼻水倒流。用藥上如果要清身體寒氣，就要用溫肺的藥，
　　　但這些藥可以溫肺化飲（收鼻水），但卻會傷津，一旦口
　　　水津液不足，就容易上呼吸道感染了。

男士：那我應該如何做？

柴醫：你應該同時溫肺（生薑細辛桂枝）與潤肺（沙參麥冬甘
　　　草），比例得宜，這樣便可減輕你的咽乾。

結論：這位男士不是不可服中藥，而是不能單純服溫性的藥。

淋證

| 我無性病 |

女披唇有點怨氣：柴醫，你好大整蠱！

柴醫：有事慢慢講，坐低喇。

女披唇：上次我尿道炎請病假，你做乜診斷寫我淋病
啊？依家 HR 同事個個暗笑我性病！

柴醫：睇吓張病假紙。喔⋯⋯淋病同淋證唔同，淋證
係中醫診斷，代表小便頻急，淋瀝不盡，尿道
澀痛的一種病證。

女披唇：個名咁似，好易誤會㗎！直接寫尿道炎咪冇
事囉！無嘢搲嘢嚟煩⋯⋯

柴醫：😄😄😄

小練習：好，大家一齊讀林鄭月娥，淋證遇鵝，淋病
阿婆。如果清楚分到，就係冇懶音喇。

　　女士天生尿道較男士短，比男士更容易患尿道炎，特別是在
職女性，繁忙的日子更少飲水。Gillian 是一位教琴老師，暑假
到了，整天關在琴房中一個接一個教學生，少了喝水，也忘記了
去洗手間，兩個月後，突然一天尿頻尿急尿痛，便來求診柴醫。

百病在於濕

柴醫：有冇腰痛啊？腎石有時會導致伴有細菌導致膀胱炎，所以
　　　初步幫你排除吓。小便有冇見到紅色？

Gillian：好似見到粉紅色，不知道是否經血，也就快來 M。

柴醫：都有可能是血尿，來經前滴啡，顏色通常會深色些。我開
　　　些利尿通淋的藥畀你吧。

Gillian：平時有冇需要注意的地方？

柴醫：記得不要忍尿，多喝水，同時要注重下體清潔，包括上廁
　　　所時要由陰部至肛門、由前至後地抹拭，性行為時亦要保
　　　持衛生。

Gillian：吃些甚麼食療好呢？

柴醫：除了中藥外，這幾天可以喝些竹蔗茅根水。

　　　女性尿道炎，一年兩三次不足為奇，但是若一年六七次就要
多加留意，積極治療了。有些女士在收經後會比較容易尿道炎，
這和女性荷爾蒙減少有關，可以服食補益肝腎的中藥，改善這種
情況。

痛風

　　痛風症的人,對中醫來說是一種將相病、富貴病,患病的人通常似洪金寶,而不似黃金寶。典型發病是夜晚痛到阿媽也不認得,腳趾、拇指、足背、足跟或者膝蓋等關節突然紅腫,連痛數天,需要求醫止痛。這些患者往往是前幾天飲了啤酒吃了海鮮,加上夜晚溫度突然轉涼,就特別容易發作。痛風病是高尿酸血症,事實上痛風患者有 80% 的血尿酸升高,是源於內源性尿酸生成過多,只有 20% 是源於外源性尿酸(即富含高嘌呤的食物中分解而來)。除了在急性期治療關節炎外,還要注意平時飲食、作息、運動,不要吸收過多高嘌呤食物,例如:啤酒、海鮮、動物內臟、西蘭花和豆製品等。

阿強因痛風求診。

阿強:這幾天痛風關節炎,可以針灸止痛消腫嗎?

柴醫:痛風關節炎,造成紅、腫、熱、痛,治療方法除西醫用藥打針降尿酸,亦可以透過中醫針灸及藥膳,幫助患者通痹止痛,清熱祛濕。

阿強:那我需要同時服中藥和針灸嗎?

柴醫:中藥包括清熱利濕的藥:佩蘭香、澤瀉、車前子、黃柏、牛膝、茯苓、蒼朮、連翹、山梔、防風、忍冬藤,共三帖。針灸取穴:三陰交、商丘、丘墟、太白。

阿強:太好了,平日有甚麼食療適合我呢?

柴醫:可以飲吓冬瓜薏米湯。

阿強:有甚麼穴位可以保健?

太衝穴：位於腳背第一和第二跖骨間隙的後方凹陷處。此穴是肝經的原穴，經常按摩有很好的保健之效。

　　合谷穴：位於虎口，大拇指和食指的相會之處。此穴屬手陽明大腸經原穴，經常按摩有助腸道功能正常運作，進而達到預防痛風的保健之效。

阿強：感激柴醫！

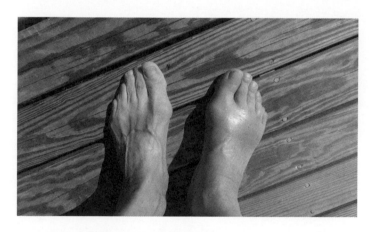

總結：預防痛風復發，應該積極控制體重，不能超重，常吃高熱量的食品也可以增加痛風機會，並非只是高嘌呤的食物才會誘發痛風。另外每天要喝足夠的水，減少過勞、緊張及受寒。如果嚴格戒口無法減輕痛風病情，便需要考慮長期服藥治療，避免發生痛風結節（又稱痛風石）。

帶下病

　　女性進入青春期後，脾腎健運，任脈通調，帶脈健固，陰道內便會自然分泌少量白色，或者無色無臭的黏性液體，這種液體稱為白帶。白帶有滋潤陰戶，抵抗外邪的作用，特別在經期前後、排卵期以及妊娠期增多，這些都是正常的情況，不用擔心。如沈氏女科引王孟英說：「帶下女子生而即有，津津常潤，本非病也。」不過，當帶下量比平時明顯增多，白帶顏色、質地、氣味出現異常時，那就是帶下病了。 正如《傅青主女科》：「夫帶下俱是濕症。而以『帶』名者，因帶脈不能約束而有此病，故以名之。」大概意思是當女性身體正氣不足，婦人獨有帶脈便不能正常發揮生理功能，無法約束分泌物，形成過多白帶。

女子有帶下病來求診。

年輕 OL：柴醫，最近白帶無故增多，不知是甚麼問題。

柴醫：有沒有異味，顏色如何？

年輕 OL：顏色是白白哋，沒有異味，我覺得自己好濕。仲有冇　　　　　得救？

柴醫：這是脾虛型的帶下病，可以服完帶湯。完帶湯中二朮陳，　　　蒼朮參草車前仁，柴芍淮山黑芥穗，化濕止帶此方能。

年輕 OL：柴醫你又唸古詩啊？你是否古代人坐時光機來到現代？

柴醫：這些不是古詩，而是大學時期背中醫方劑的方法，否則幾百條方，很多方劑十分類似，很容易混淆。那時和同學互相抽問，每當對方接不上嘴，便叫做「抽爆」，背誦如流的同學，自信心如日方中。

年輕 OL：你唔好再拋書包，想當年了，快醫好我比較實際。

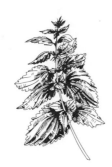

·柴·醫·小·錦·囊·

有生育計劃的女士，每當排卵日，白帶拉絲的長度與韌度都會到達峰值。白帶可以拉到 4-15cm，而且不容易拉斷，清亮透明兼富有彈性。若排卵期發現白帶增多，建議間隔一天後行房，這樣受孕的機率會比較高。

絕經前後諸症

很多時來中醫求診的都是女病人，有朋友笑說：「柴醫你真的是靠樣搵食。」如果這一行真的只有樣子便可以生存，我應該開香檳慶祝，比起藥房的伯伯，專做跌打的肥師傅，柴醫真的顏值較高。但女性求診較多，適用於西醫中醫脊醫牙醫呢，柴醫在NGO工作時非正式統計過，男女患者求診比例為3：7，大部分女性傾向早些把小問題解決，一些經帶胎產問題，都讓女性更多不適。女性有月經、更年期的問題，所以體內荷爾蒙會有很多不同的變化。

《黃帝內經》云：「（女子）七七任脈虛，太沖脈衰少，天癸竭，地道不通，故形壞而無子也。……（男子）八八，天癸竭，精少，腎臟衰，形體皆極，則齒髮去。」中國古代醫者已發現，女子在七七（四十九歲）時及男子在八八（六十四歲）時，會出現天癸竭而導致的種種症狀。而天癸竭，就是女性收經，收經前會有不適，收經後也有不適，一般是潮熱、盜汗、心悸、失眠、周身痛。

Macy是一位50歲的家庭主婦，平日照顧在名校讀書的子女，適逢更年期，加上血糖升高，被證實患上糖尿病。的確，在這個年齡較容易發生高血壓與糖尿病，因為更年期的到來，讓身體本身的小問題會浮現。例如家族有糖尿病史，當更年期身體性激素改變時，體質轉弱，血糖便飆升，疲累會導致運動少，身形也容易發脹。Macy的輪廓標致，稱為美少婦也不為過，但身體發脹，她慨嘆難逃中年發福的命運。

柴醫：其實糖尿病不一定要靠食藥，有五方面都重要，包括：運動、
　　　休息、飲食、情緒、藥物。

Macy：如果運動能減掉 20 磅，可否不食糖尿藥？

柴醫：運動可以大大改善血糖，你可以一試。

　　　三個月後，Macy 因為每天跑步一小時，奇蹟地減掉 20 磅
體重，沒有刻意節食，只是減少一點升糖指數比較高的食物，例
如晚上只吃半碗飯。連主診西醫醫生都說萬中無一，這個年紀日
日跑步，風雨不改真的屬害！

Macy：西醫都說血糖非常好，平均血糖指數只有 6.0，可以減藥。
　　　但服藥期間 6.0，是藥物控制的效果，未能停藥，如果去
　　　到 5.5 就可以考慮了。

柴醫：中藥同樣可以幫你協調肝脾，改善更年期的腰痠、水腫，
　　　因為月經似來不來，容易產生水鈉瀦留，這是腎臟的排水
　　　功能被荷爾蒙影響所致，導致全身性水腫。中醫可以透過
　　　疏肝理氣補腎等法改善水腫。

Macy：我靠你啦，我有告訴西醫自己有服中藥，西醫都說可以
　　　雙管齊下，現在的西醫開明多了，以前看西醫總是叫人
　　　不要食中藥。

柴醫：隨著越來越多人食中藥，西醫更多機會接觸到求診中醫的
　　　患者，多了溝通與了解，隔膜便越少。我大學時到北京西
　　　醫院實習，認識了不少香港的西醫學生，他們大多都持開
　　　放態度，認為中西醫各有所長。

Macy：樓上有個男住客，每次我跑完步回家，見到我都會尾隨
　　　著我，同我一起坐 lift 搭訕，我也很驚訝，瘦了 20 磅會
　　　有男人埋身。

柴醫：哈哈，我應該恭喜你嗎？

Macy：哈哈，我老公叫我唔使咁靚，健康就得啦！

後記：我很佩服 Macy 的毅力，及後她再堅持跑步一年，除了發
燒感冒停幾日，真的風雨不改，所有身邊的人都留意到她的改變。
她說有了健康的身體，才有力撐住家人，子女的學業。幸好，在
治療的過程中，丈夫的鼓勵加上中西醫的治療下，她氣色越來越
好，就像後生了十年一般，重拾青春的感覺。

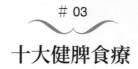

十大健脾食療

痰濕質的人飲食應以清淡為主，可常吃味淡性溫平的食品，多吃些蔬菜、水果，尤其是一些具有健脾利濕、化痰祛痰的食物，更應多吃。

可用於粥品的食物：
淮山、生薏米、蓮子、芡實、赤小豆、玉米、扁豆。

可用於菜品的食物：
白蘿蔔、包菜、韭菜(偏溫,熱性體質慎服)、洋蔥、荸薺、淮山、茯苓。

可用於湯品的食物：
海帶、昆布、紫菜、木瓜、冬瓜仁、鯽魚、泥鰍。

注意：少吃肥甘厚味，酒類也不宜多飲，且勿過飽。不宜常吃花膠、燕窩、糯米、冬菇、竹筍、石榴、柿子、水魚、田螺、鴨肉、蚌肉、牡蠣肉等助濕生痰食物。

《素問·五臟生成篇》說：「是故多食鹹，則脈凝泣而變色；多食苦，則皮槁而毛拔；多食辛，則筋急而爪枯；多食酸，則肉胝皺而唇揭；多食甘，則骨痛而發落。此五味之所傷也。」說明

五味偏嗜對人體造成的傷害。《素問·宣明五氣篇》亦強調：「辛走氣，氣病無多食辛；鹹走血，血病無多食鹹；苦走骨，骨病無多食苦；甘走肉，肉病無多食甘；酸走筋，筋病無多食酸。是謂五禁，無令多食。」《內經》對各種不同疾病的飲食禁忌也有所記述。如《素問·熱論篇》指出外感熱病的飲食禁忌：「病熱少愈，食肉則複，多食則遺，此其禁也。」表明病人發熱稍退，如吃肉食，疾病會復發；如多食，可使餘熱遺留不清，所以食肉類或飲食過多，均為熱病所禁忌。

「一方水土養一方人」，生活的地域不同，環境氣候有別，飲食習慣各異，對人體產生的作用也不相同。如《素問·異法方異論》中就描述了五方之人的居住環境、飲食習慣及結構等的不同；因此，在不同的地域，適宜的湯膳也有不同。在我國，以秦嶺一淮河為界，就顯示出明顯的南北地域差異。在北方地區，氣候寒冷乾燥，水域不廣，故日常湯膳多以溫潤類為主，來溫經散寒、養陰生津，如四和湯、羊肉湯、狗肉湯、銀耳雞蛋湯、玉竹瘦肉湯等。而南方地區氣候溫暖濕潤，湖泊密佈，故日常以甘涼類的湯膳為主，以益氣健脾、清熱利濕，如冬瓜老鴨湯、土茯苓豬骨湯、豬橫利（豬胰臟）雞骨草湯、鯽魚生薏米湯等。尤其在冬季，南北的溫差、環境相差更大，因此即使同是冬季進補，由於南北方氣候條件的差異，在北方宜大溫大熱的湯膳以抵禦嚴寒，而南方則適合較為溫和的甘溫類湯膳。

東部、南部長期居住在海邊者多濕邪重，以健脾燥濕的湯膳為主；而西部高原地區多受風燥之邪侵襲，應以甘潤清宣的湯膳為主，如銀耳湯、各種果蔬湯等，以生津養液。

　　在湯膳的製作過程中，藥食的配伍同樣存在著配伍禁忌。如人參忌蘿蔔，人參補氣、蘿蔔破氣，二者同湯，蘿蔔會減弱人參的補益功效。還有豬血、蘿蔔忌地黃、何首烏羊肉反半夏、葛蒲魚即魚反厚樸，忌麥冬等，這些存在相尅、相反作用的藥、食就不能一同用來煲湯，否則會降低湯膳的功效，甚至損害人的健康。雖然其中某些配伍禁忌尚須進一步的科學論證，但在製作湯膳時，重選材，留意這些配伍禁忌，對健康是否有害。

10 種健脾食物

一、黨參

性味甘平,歸脾肺經,以產於甘肅的黨參最為上乘。購買時,應挑選肥大、質感略硬及有緊密的環狀橫紋,切開可見裂縫或放射狀的紋理,並帶有甘香。部分商家為防蟲,於是以硫磺煙燻,因此選購時要留意有否刺鼻味道,觸摸時應該感到乾爽。未使用的黨參,可放於雪櫃存放,烹煮前以水清潔及浸泡便可。

二、淮山

又稱山藥,性味甘平,歸脾肺腎經。鮮淮山可當蔬菜般煮食,乾淮山的功效較佳,可作煲湯食療。揀選乾淮山時,應以外表粗糙的為首選,並且又粗又短,例如是頭大尾小,或中間大而頭尾小,吃起來較「粉」。要注意坊間有些淮山是經染黃或染白,這些貨色在烹煮後會帶有酸味,而且口感堅硬,沒有「粉」感。

三、薏米

薏米又稱薏仁或生薏米,很多市民都無法分辨生薏米、熟薏米及洋薏米。生薏米呈圓形狀,中間有啡色坑紋,具祛濕、清熱及利水之效,一年四季皆合,以春夏最佳。熟薏狀似爆谷,因經過炒熱,所以清熱功效不及生薏米,但仍可健脾及止瀉。

洋薏米就像大米，不過是啡色，跟生薏米及熟薏米是完全另一回事。從中醫角度來看，洋薏米並無藥用價值，但具豐富纖維，亦是健康食物。購買薏米前，記緊認清是甚麼種類呀！

四、陳皮

性味辛、苦溫。歸脾肺經。陳皮由橘皮曬乾而成，以新會陳皮價值最高，但不少人皆會將陳皮與青皮及橘紅皮等混為一談。如作日常保健使用，陳皮便最為適合，其他則應由醫師入藥使用，切勿亂吃。另外，以新奇士橙或柑曬出來的乾果皮，亦沒有正宗陳皮的功效。中醫多數使用五年或以上的陳皮，市民選購時亦可按金錢能力選擇年期，記得留意陳皮表面是否乾淨及整塊完整，以皮薄及色深為首選。為防有染色陳皮，亦應留意是否有濃郁果皮香。

五、芡實

性味甘澀，平。歸脾腎經。芡實有南北之分，以南芡質素較佳，主要產地為廣東、皖南、湖南及蘇南一帶；北芡亦稱池芡，來自皖北、山東及蘇北。芡實又稱「水中人蔘」，除了健脾，亦可收澀止瀉，除濕止帶，益腎固精，當為食糧時更有飽肚感。若用於中藥時，坊間有已碾去外殼、表皮雪白的芡實，但如能連皮吃，便可吸取更多營養素。炒芡實則可加強健脾止瀉效果。

六、糯米

性味甘平。入脾胃經。外形呈乳白色，長橢圓形及細長，口感濕黏且軟。除了健脾益氣，亦能斂汗、溫胃、止瀉；烹調方法

甚多,可煲粥、煮飯、肉粽及釀酒等,亦可製成甜品。不過糯米
屬於難消化的食物,一般市民不應過量食用,至於有「三高」如
糖尿病及高膽固醇,以及有腎病及過胖等人士,還有兒童與長者
等腸胃運化較差者,應該適量進食。健康情況許可者,不妨將糯
米煮成粥,既含豐富營養,而且較易消化,能補胃氣。紫米又稱
黑糯米,外表有完整的米糠,通常可當成甜品配料,亦可加入白
糯米煮飯。

七、紅棗

性味甘溫。歸脾胃經。亦稱大棗,可分南北,北棗來自山西、
山東及河北,品質最佳,適合氣血虛弱者服用,但本身氣血旺盛
者,多吃反易惹燥熱。南棗有「貢棗」之稱,來自義烏及金華,
最常見是加糖而製的蜜棗,補而不燥。此外亦有黑棗,包括以紅
棗經水煮及煙燻加工後而成,可補氣血而不像紅棗那麼燥熱;西
洋棗也可稱為黑棗, 學名為「君遷子」,又稱為「西洋李子」,
屬柿科、柿屬,果肉厚美,核果較小,氣味香甜。根據《本草拾
遺》,這種黑棗具有止渴、去煩熱的功效。

紅棗如果按大小來分類,有大棗(如新疆和田大棗、霑化冬
棗、新鄭大棗等)和小棗(如金絲小棗、密雲小棗等)之分。大
小棗都可健脾,但大棗擅於降濁,小棗比較扶本,所以大棗多於
治病入藥;小棗則用於養生調理,多不入藥。

八、綠豆

性味甘寒。歸心胃經。綠豆是常見的食材，但很多人都擔心其寒涼之性，不敢多吃。其實夏日吃綠豆的確可以解濕，但到了秋冬便不宜過度頻繁進食，體虛者亦要注意別每天都來一碗綠豆沙；吃得太多或會引致肚瀉。如想降低綠豆的寒涼性，可加水和一小角陳皮以大火煮沸 15 分鐘，喝水連湯渣吃。如要解毒，則要煮久一點，令綠豆變爛。

九、黃芪

性味甘，微溫。歸脾肺經。黃芪亦即北芪，以山西、甘肅、黑龍江及蒙古為主要產地。至於南芪則是指五指毛桃，亦可健脾益氣，但性味平，可留意兩者之分別。選購黃芪時，以雙頂切片為最高級，其次為頂切片、大切片及中切片；如果是壓扁後才切成較大面積的黃芪，稱為原切片，價值比起原條切片的為低。黃芪除了可入饌或與其他藥材共煮，亦可加水泡來喝，可補中蓋氣，對於貧血及氣虛者大有幫助，可起保健作用。

十、生薑

性：辛，溫。歸肺、脾、胃經。有發汗解表，溫中止嘔，溫肺止咳的功效。生薑平時作為食物的佐料，沒有人把薑當飯食，生薑主要是蒸魚、煮菜時可中和瓜菜的寒性，也可以用作治療外感的藥物，婦科痛經的藥物，有一女性恩物較黑糖薑母茶，也是一款可以減輕痛經的飲品。婦女產後會食豬腳薑，體質濕熱者，不宜多吃，一般產婦產後 2 星期後，可以適量食豬腳薑，既可上奶，也可祛濕。生薑也可以減少鼻水倒流，間接對咳嗽也有幫助，但不宜過多，以免刺激咽喉反而咳嗽。

Chapter 1

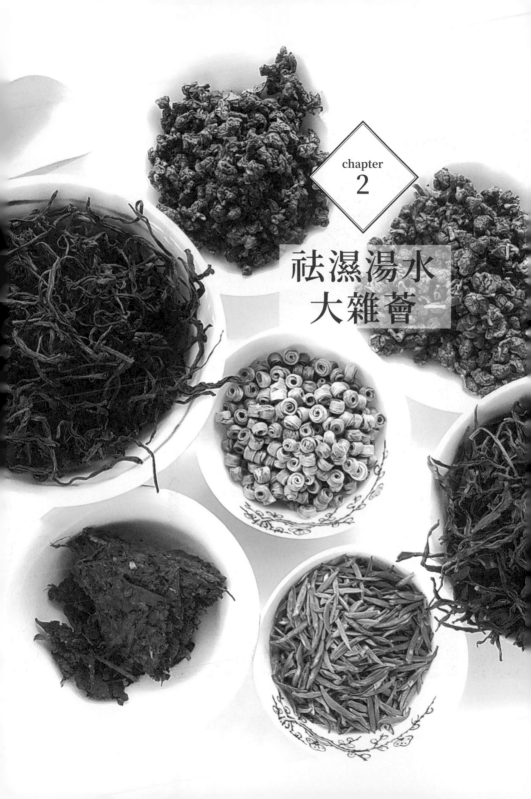

chapter
2

祛濕湯水
大雜薈

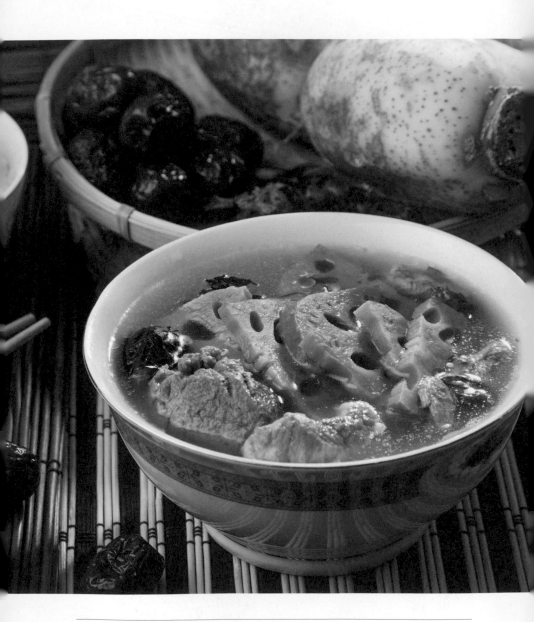

健脾湯水

01

補而不膩健脾湯

蓮藕扁豆赤小豆豬肉湯

材料

蓮藕2節、扁豆2両、赤小豆2両、生薏米1両、蜜棗6粒、
陳皮1片、薑片1片、瘦肉10両

做法

1. 蓮藕去皮洗淨，再切成塊；
2. 扁豆、赤小豆、生薏米及蜜棗洗淨；陳皮浸水至軟身；
3. 將所有材料加水，煮沸後再轉小火煮；
4. 2小時後即成。

用法

飲湯，每週一至兩次，可連湯料吃。

適用

蓮藕具健脾開胃之效，扁豆祛濕健脾，赤小豆則利水解
毒，陳皮健脾補氣，配合滋陰的瘦肉，補而不膩。

·柴·醫·小·錦·囊·

可加綠豆增加清熱功效，也可加章魚乾增鮮。
不過濕疹、皮膚敏感人士不宜。

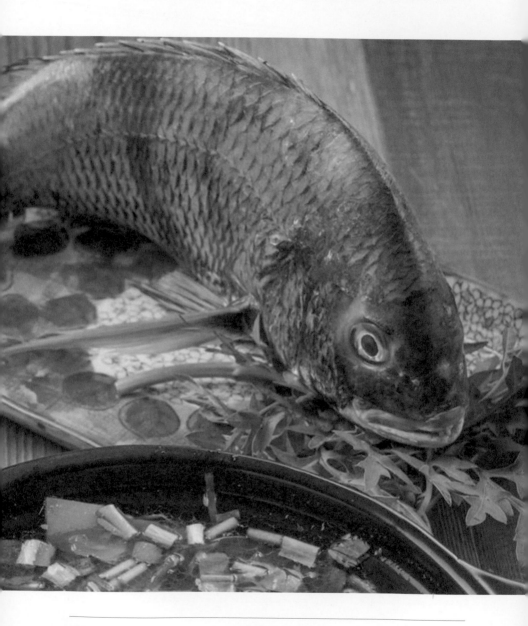

Chapter 2

健脾湯水

02

健脾祛濕解困倦
粉葛煲鯪魚

材料

粉葛 2 斤、鯪魚 1 尾、鮮土茯苓 2 両、
粟米芯 4 両、陳皮 1 片、鹽適量

做法

1. 鯪魚刮鱗及除內臟，洗淨，放入煲湯袋；陳皮浸水至軟身；
2. 粉葛洗淨，去皮及切塊；粟米芯洗淨；
3. 所有材料加水煮沸，再以小火煲約 3 小時；
4. 完成後，加入鹽調味。

用法

飲湯，每週一至兩次，可連湯料吃。

適用

健脾祛濕，可化解身重困倦，特別適合痰濕內蘊型人士。

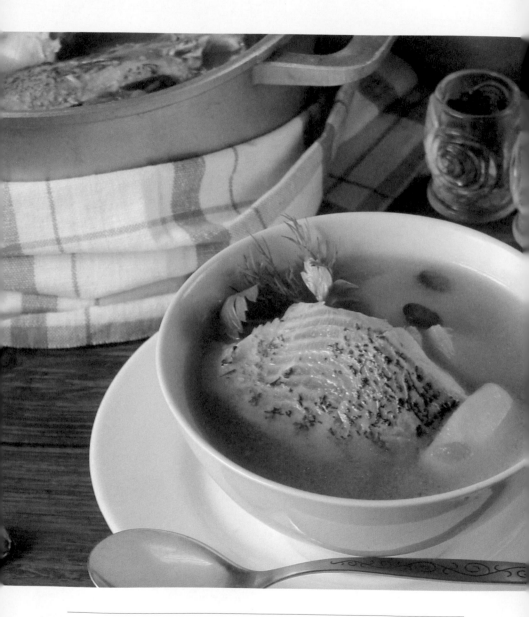

健脾湯水

03

滋補脾胃兼祛濕
鯽魚薏米湯

材料

白鯽魚 1 條、白扁豆 1 両、熟薏米 1 両、薑
3 至 4 片、大葱 1 両

做法

① 鯽魚洗淨，大葱切段，備用。白扁豆及薏米洗淨；

② 將白扁豆及薏米加水煮沸，停火蓋上鍋蓋待 1 小時，備用；

③ 炒香薑片，加入鯽魚煎至兩面變金黃色；

④ 將步驟 ② 逐一放進魚中，待其煮沸，再轉小火，蓋上鍋蓋

⑤ 煮 30 分鐘；

⑥ 加入大葱，即食。

用法

飲湯，每週一至兩次，可連湯料吃。

適用

益氣健脾，清熱利濕；薏米兼有美白功能，女士不可錯過。

·柴·醫·小·錦·囊·
不用魚湯袋煲魚湯，魚湯會更鮮味。
飲前先隔開湯渣。

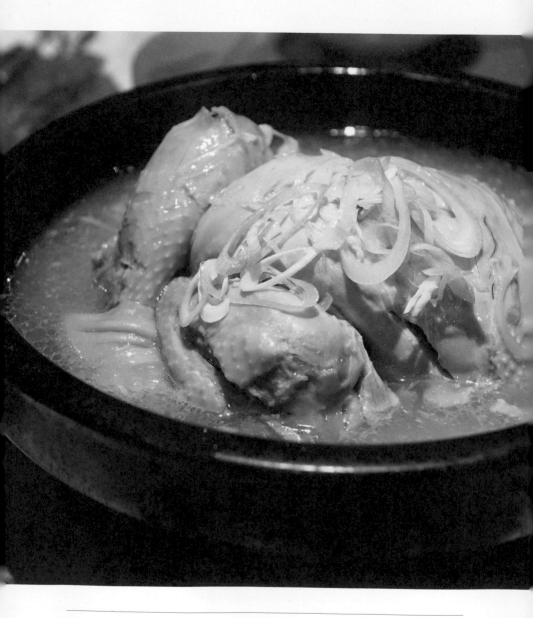

Chapter 2

健脾湯水

04

健脾補氣靜心神
淮山蓮子雞湯

材料

雞殼 1 個、鮮蓮子 2 両、紅棗 6 粒、
鮮淮山 3 両、生薑 1 片

做法

1. 雞殼汆水，鮮蓮子剔芯；
2. 紅棗浸泡，鮮淮山去皮切塊；
3. 將所有材料加水，煮沸即成。

用法

飲湯，每週一至兩次，可連湯料吃。

適用

益腎固精，健脾止瀉，祛濕止帶，如感精神萎靡或胃口
不佳，亦適宜飲用。

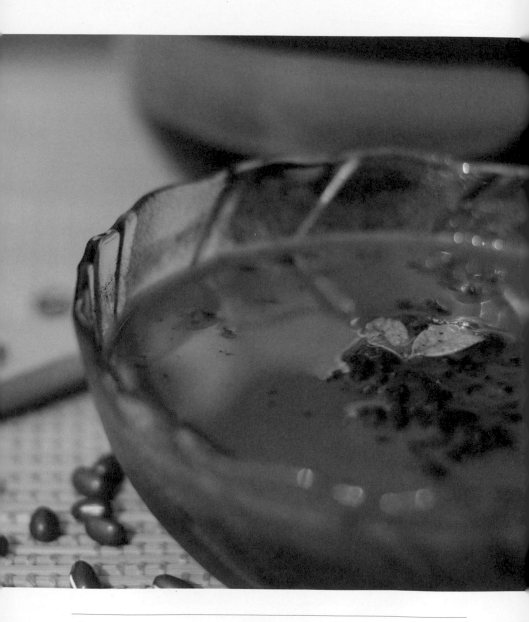

Chapter 2

健脾湯水

05

女生養血之選

養血三紅糖水

材料

紅棗 10 粒、紅豆 5 両、紅衣花生 5 両、
陳皮 1 片、糖適量

做法

❶ 紅棗洗淨；紅豆及紅衣花生（連皮）隔夜浸泡；

❷ 浸豆水與陳皮加入水中煮沸；

❸ 放進紅豆與紅衣花生煮沸，再轉小火；

❹ 加入紅棗再煲半小時，加入糖調味。

用法

每週一至兩次，可連湯料吃。

適用

健脾除濕，養血補腎，女生經期如有頭暈或面色蒼白，
適合飲用此糖水。

·柴·醫·小·錦·囊·

如吃紅棗會燥熱人士，可用南棗代替紅棗。

祛濕湯水大雜薈

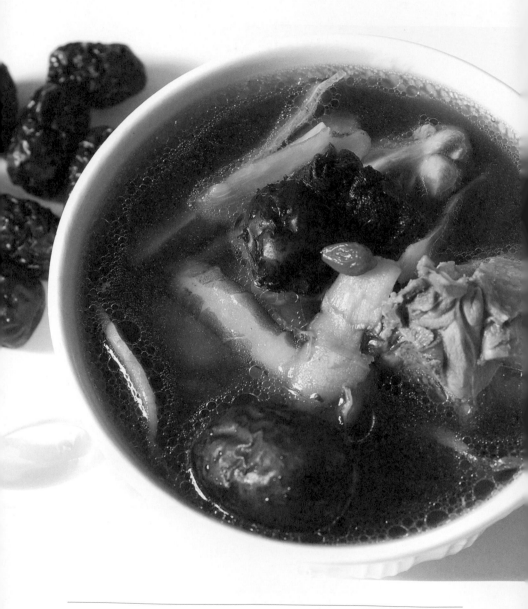

健脾湯水

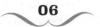

06

補血養氣健脾腎
淮杞田雞豬肉湯

材料

田雞 5 隻、瘦肉 4 両、鮮淮山 1 両、
杞子 2 茶匙、紅棗 5 粒、薑片 1 片、鹽適量

做法

❶ 田雞洗淨，去皮，切去頭、內臟及爪，斬件；瘦肉汆水切塊；

❷ 鮮淮山去皮切塊；杞子、紅棗及薑片洗淨；

❸ 所有材料加水，蓋上煲蓋隔水以小火燉 2 小時；

❹ 完成後，加入鹽調味。

用法

飲湯，每週一至兩次，可連湯料吃。

適用

淮山可健脾補肺腎，杞子滋養肝腎，紅棗補氣養血，氣
血不足者宜多飲用。

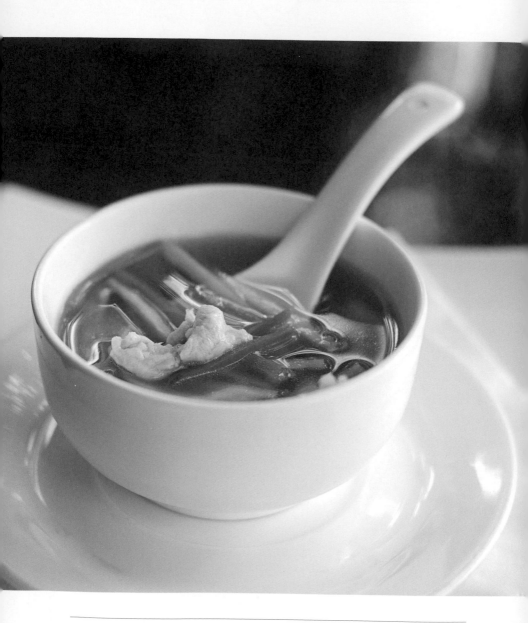

Chapter 2

健脾湯水

07

潤肺生津降火氣
石斛淮山瘦肉湯

材料

鮮石斛 1 両、紅蘿蔔 1 個、鮮淮山 4 両、
瘦肉半斤、鹽適量

做法

1. 鮮石斛洗淨並切塊（拍碎更佳）；
2. 紅蘿蔔去皮，洗淨切塊；鮮淮山去皮切塊；
3. 瘦肉汆水切塊；
4. 將全部材料加水煮沸，轉小火煮 1 小時；
5. 完成後，加入鹽調味。

用法

飲湯，每週一至兩次，可連湯料吃。

適用

養陰生津、健脾養胃、明目降火。

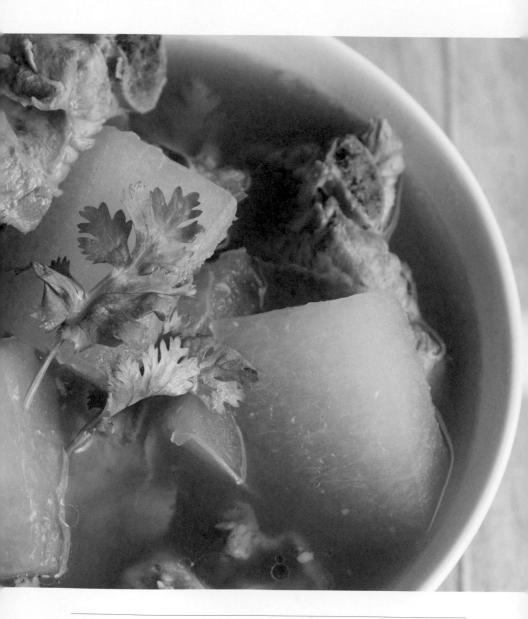

Chapter 2

健脾湯水

08

夏日祛濕減水腫
冬瓜荷葉水鴨湯

材料

冬瓜 2 斤、荷葉 1 塊、水鴨 1 隻、綠豆 1 両、
赤小豆 1 両、生薏米 1 両、陳皮 1 片、鹽適量

做法

❶ 水鴨汆水切塊；冬瓜洗淨切塊（免切皮）；

❷ 荷葉、綠豆、赤小豆及生薏米浸泡洗淨；陳皮浸水至軟身；

❸ 除荷葉外，所有材料加水煲煮；

❹ 約 2 小時後，加入荷葉再煮 10 分鐘；

❺ 完成後，加入鹽調味。

用法

飲湯，每週一至兩次，可連湯料吃。

適用

清熱消暑，健脾祛濕，適合水腫人士飲用。

·柴·醫·小·錦·囊·
素食者減去水鴨即可。

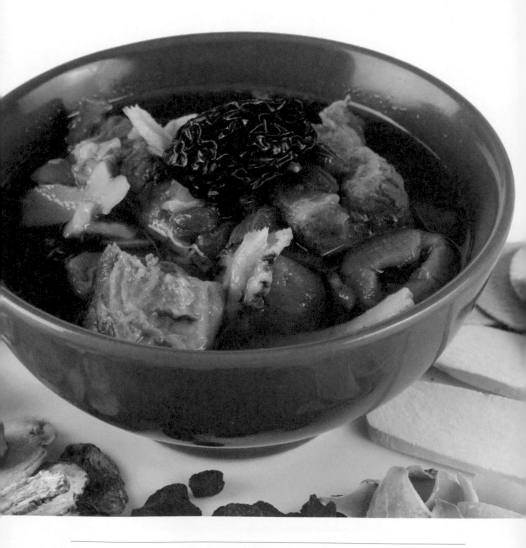

健脾湯水

09

健脾益氣去濕重
健脾四君子湯

材料

瘦肉1斤、白朮1両、黨參1両、雲苓1両、
北芪1両、南棗4粒、生薑1片、紅豆2両

做法

❶ 紅豆隔夜浸泡;

❷ 瘦肉汆水切塊;

❸ 白朮及雲苓浸泡洗淨;黨參、北芪及南棗洗淨;

❹ 所有材料加水,煲2小時;

❺ 完成後,加入鹽調味。

用法

飲湯,每週一至兩次,可連湯料吃。

適用

此方能健脾益氣,可養胃化濕,促進運化功能,氣虛者適用。

·柴·醫·小·錦·囊·
有些人體質偏熱,受不到北芪,可以較溫和的
五指毛桃代替。

健脾湯水

10

健脾化痰 潤肺止咳
虎乳靈芝五指毛桃燉豬膔

材料（2~3 人）
虎乳靈芝 半両、五指毛桃半両、百合半両、
淮山半両、海玉竹半両、南北杏一湯匙、
椰棗 3 粒、豬膔半斤

做法
❶ 把所有藥材浸半小時，洗淨備用
❷ 豬膔切塊後汆水備用
❸ 將所有材料放入燉盅內，然後加入適量滾水
❹ 放入電子燉盅燉 3 小時，最後適量鹽調味。

用法
虎乳靈芝能補氣益血，對鼻敏感、氣管敏感、哮喘咳嗽大有幫助，
特別是小兒久咳，常有良效。五指毛桃有淡淡椰子香味，補而不
燥，能提神，百合潤肺，淮山健脾，海竹滋陰潤肺，配合南北杏，
能減少氣管的宿痰、頑痰。

適用
寒咳、新冠肺炎後的氣管敏感、哮喘、虛人感冒

健脾湯水

11

預防感冒 止咳平喘
蟲草花螺頭瘦肉湯

材料（2~3 人）

蟲草花 1 両，急凍螺頭 3 隻、黨參 2 支、
淮山半両、茨實半両、瘦肉 8 両

做法

❶ 先將急凍螺頭浸軟，清除腸臟，開邊備用

❷ 瘦肉洗淨余水，其餘食材浸洗半小時

❸ 煲內放大約 2.5 公升水，大火煲滾，然後放入所有材料

❹ 煲滾約 15 分鐘後轉慢火加蓋再煲 2 小時

❺ 最後加適量鹽調味

用法

野生冬蟲夏草十分昂貴，一般平民百姓難以負擔。可
考慮用蟲草花代替，功效與味道性價比甚高，螺頭鮮
甜滋陰，濕疹人士擔心敏感，可用鱷魚肉 1 両代替螺
頭。黨參補氣，味道略帶甜味，淮山茨實能健脾補腎，
對腹瀉、夜尿人士皆有裨益。

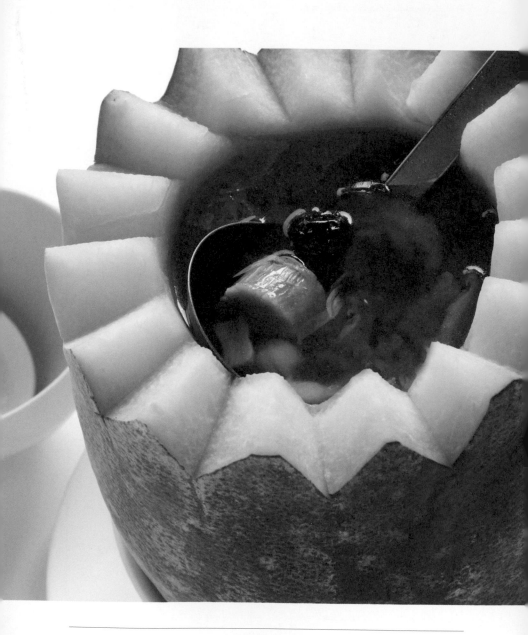

Chapter 2

清熱湯水

01

消暑降熱闔家湯水
冬瓜瑤柱魚尾湯

材料

冬瓜半個、鯇魚尾 1 條、冬菇 5 個（去蒂）、瑤柱 4 粒、生薑 2 片

做法

❶ 冬菇及瑤柱浸至軟身，備用；

❷ 連皮洗淨冬瓜，切塊，備用；

❸ 鯇魚尾切開洗淨，加油煎香；

❹ 所有材料加水煲煮一小時，即成。

用法

飲湯，每週一至兩次，可連湯料吃。

適用

消暑清熱，益氣健脾，一家大小合用。

·柴·醫·小·錦·囊·

瑤柱能讓湯增鮮，但濕疹者避免食用，可減去此食材。冬菇含豐富蛋白質，不宜過量進食，影響脾胃運化。某些食物並非一吃便立刻敏感（24 小時內），竹筍冬菇糯米此類惹濕食物，少吃為妙，否則濕氣會在身體日積月累，容易誘發皮膚敏感。

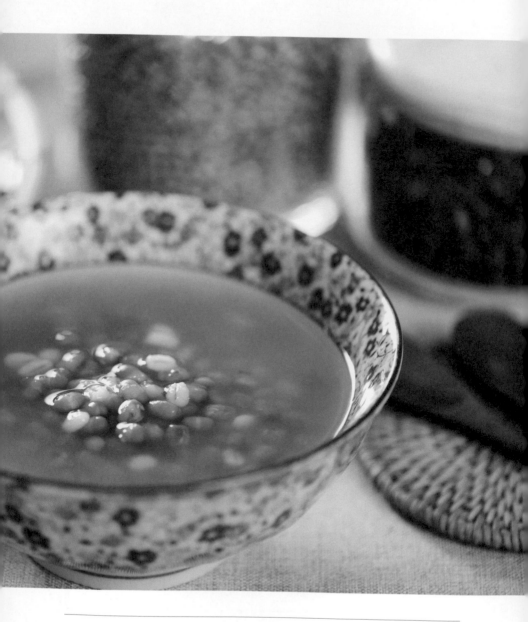

清熱湯水

02

去肥膩清熱利濕
蓮藕綠豆薏仁湯

材料

蓮藕 1 節、綠豆 2 両、薏仁 1 両、
新鮮蓮子 1 両

做法

❶ 蓮藕及綠豆洗淨，蓮子洗淨剔芯，薏仁浸泡 30 分鐘；

❷ 將蓮藕、綠豆及薏仁加水以大火煮滾，再轉小火煲約
30 分鐘；

❸ 加入蓮子，蓋上煮 1.5 至 2 小時後，可放少量鹽調味，

❹ 放涼。

用法
除了熱飲，亦可放雪櫃冷藏。

適用
清熱利濕，屬於甘寒、甘平的湯水，
對於經常進食肥甘厚味及飲酒的人十分適宜。

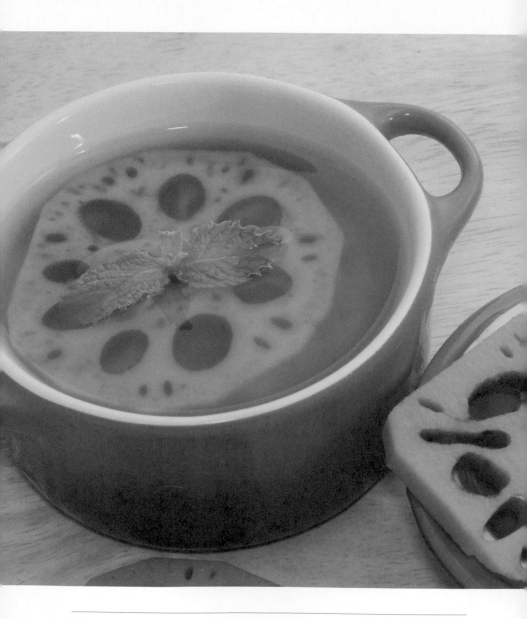

Chapter 2

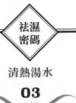

清熱湯水

03

生津止渴兼減肥
荷葉蓮藕湯

材料

荷葉 1 片、蓮藕 2 節、葱 1 段、眉豆 2 両、
薑片 1 至 2 片、鹽適量

做法

❶ 先將荷葉洗淨,剪成小塊;蓮藕去皮洗淨,再切成塊;

❷ 將葱洗淨及切段;眉豆浸泡;

❸ 把荷葉、蓮藕、葱、眉豆及薑片加水以大火煮沸,再轉小火
煲約 30 分鐘;

❹ 加入鹽調味。

用法

飲湯,每週一至兩次,可連湯料吃。

適用

荷葉可消暑利濕,蓮藕可健脾開胃,此湯水能清熱利濕,更有減
肥之效,老少咸宜。

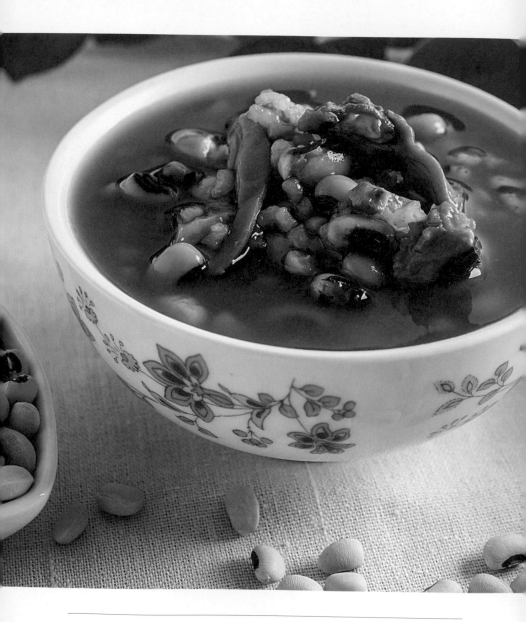

清熱湯水

04

解除春困提精神

粉葛土茯苓豬骨湯

材料

粉葛 1 斤、豬骨 1 斤、土茯苓 2 両、扁豆 2 両、
赤小豆 2 両、陳皮 1 片、鹽適量

做法

❶ 粉葛去皮並洗淨，再切件；土茯苓洗淨，陳皮浸水至軟身；

❷ 豬骨洗淨後汆水；

❸ 扁豆及赤小豆洗淨；

❹ 將所有材料加水以中火煲 30 分鐘；

❺ 轉小火約 2 小時，加鹽調味。

用法

飲湯，每週一至兩次，可連湯料吃。

適用

屬甘涼類湯水，可益氣健脾，清熱利濕，降火。

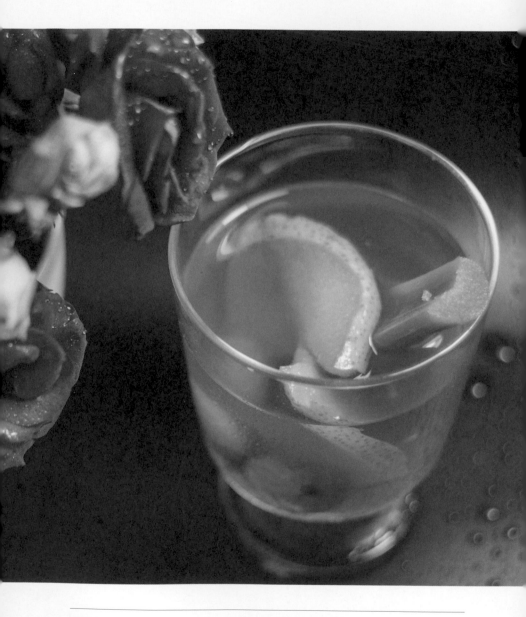

Chapter 2

清熱湯水

05

秋冬清潤糖水
竹蔗馬蹄雪梨水

材料

新鮮竹蔗 1 扎（約 4 至 5 條）、雪梨 2 個、
馬蹄 8 至 10 粒、茅根 1 両、甘筍 1 條、冰糖適量

做法

❶ 所有材料洗淨（冰糖除外），雪梨、馬蹄及甘筍去皮，切件；
❷ 將所有材料加水煮滾，之後轉中慢火；
❸ 約 1 小時後可享用，加冰糖調味。

用法

當糖水飲用，每週一至兩次。
如想當成鹹湯，可加入瘦肉或排骨，以鹽取代冰糖。

適用

清熱、祛濕、潤肺，滋養皮膚，女士必選。

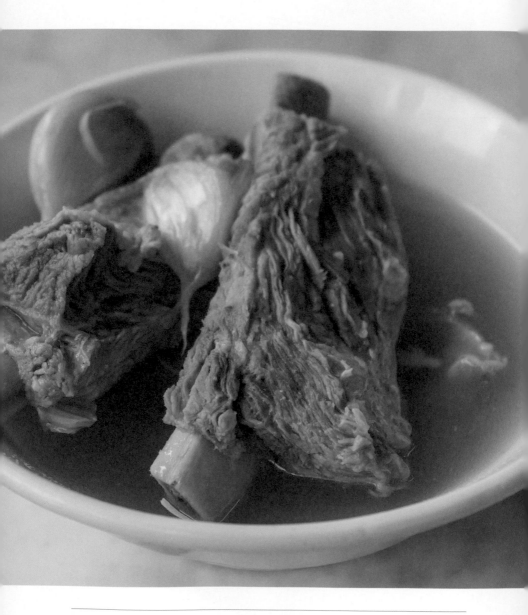

清熱湯水

06

利水消暑驅熱氣
苦瓜眉豆排骨湯

材料

苦瓜 2個、眉豆2両、
鹹菜4両、排骨1斤、薑2片

做法

❶ 洗淨苦瓜，切蒂去籽，再切件；

❷ 眉豆浸泡，鹹菜洗淨切件。排骨洗淨後煮沸，再余水；

❸ 將眉豆、排骨及薑片以中火煮至沸起；

❹ 放入苦瓜及鹹菜，以中火煮1小時。

用法

飲湯，每週一至兩次，可連湯料吃。

適用

清熱祛濕，適合夏天感煩躁不安及食慾不振者飲用。

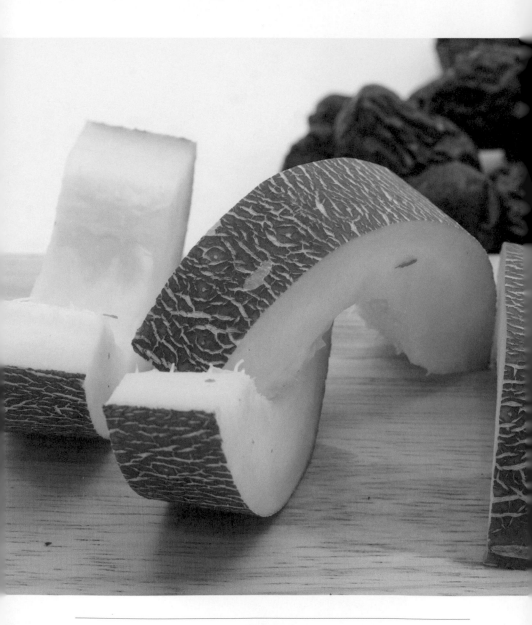

Chapter 2

清熱湯水

07

利尿去水腫良方
老黃瓜薏米排骨湯

材料

老黃瓜 1 個、排骨 1 斤、生薏米 1 両、扁豆 2 両、
赤小豆 2 両、乾鴨腎 1 個、陳皮半片、鹽適量

做法

❶ 老黃瓜洗淨，去瓤及切件；

❷ 排骨洗淨後煮沸，再汆水；

❸ 生薏米、扁豆、赤小豆及鴨腎乾洗淨；陳皮浸水至軟身；

❹ 所有材料加水以大火煮沸，再改中火煲 1.5 小時；

❺ 完成，加鹽調味。

用法

飲湯，每週一至兩次，可連湯料吃。

適用

夏天飲用可消暑解熱，利尿止渴，亦可祛濕降毒。

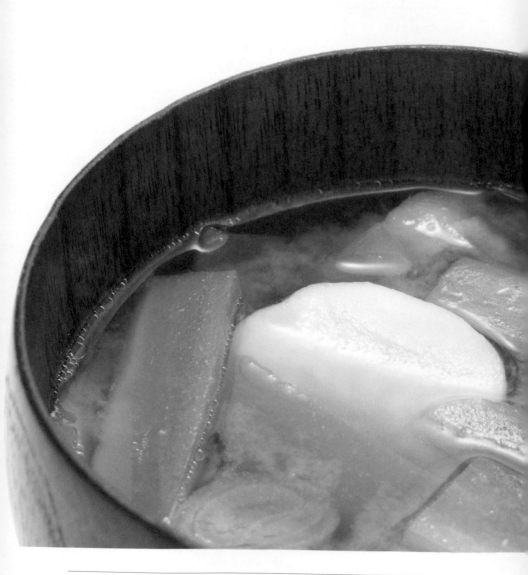

Chapter 2

清熱湯水

08

止咳化痰兼健脾
合掌瓜紅蘿蔔湯

材料

合掌瓜 2 個、紅蘿蔔 1 條、眉豆 2 両、花生 2 両、
陳皮 1 片、蜜棗 2 粒、鹽適量

做法

❶ 合掌瓜及紅蘿蔔洗淨，去皮切件；

❷ 眉豆、花生及蜜棗浸泡洗淨；

❸ 陳皮浸水至軟身；

❹ 所有材料加水以大火煮沸，再改中火煲 2 小時；

❺ 完成，加鹽調味。

用法

飲湯，每週一至兩次，可連湯料吃。

適用

合掌瓜可化痰止咳，滋陰潤燥；紅蘿蔔、眉豆、花生及陳皮皆
可健脾。如有咳嗽或痰，此湯能有緩減症狀作用。

·柴·醫·小·錦·囊·
如想更飽肚，可加入瘦肉半斤，汆水切塊後，
於步驟 ❹ 加入。

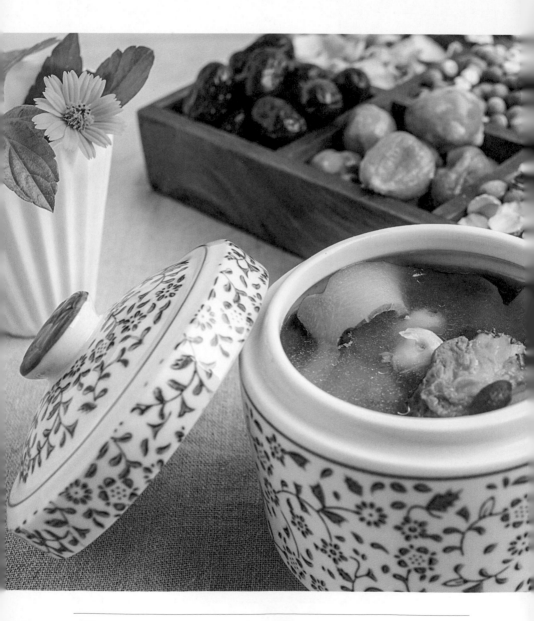

Chapter 2

清熱湯水

09

補肺治咳之法
五指毛桃清補涼

材料

五指毛桃 2 両、淮山 5 錢、茯苓 5 錢、百合 5 錢、
蓮子 5 錢、瘦肉 7 両、去核紅棗 5 粒、鹽適量

做法

❶ 五指毛桃、淮山、茯苓、百合、蓮子及紅棗洗淨；

❷ 瘦肉切塊及汆水；

❸ 所有材料加水煮沸；

❹ 2 小時後即成，加鹽調味。

用法

飲湯，每週一至兩次，可連湯料吃。

適用

五指毛桃可健脾化濕、止咳化痰，可治療肺虛咳
嗽，以及脾虛浮腫、風濕痹痛及水腫等。

止咳化痰
青欖桔餅海底椰排骨湯

材料（2~3 人）

青欖 14 粒、桔餅 2 個、海底椰片 5 錢、
南北杏共 1 両、排骨一斤

做法

❶ 青欖拍扁，煲湯時容易出味

❷ 桔餅輕微沖洗，不用洗得太乾淨、剪半

❸ 排骨汆水備用，海底椰片先泡軟 30 分鐘。

❹ 全部材料放入 2 公升水中，煲滾後轉細火煲 2 小時，最後 15 分鐘用大火煲，逼出材料味道。

用法

青欖又稱橄欖《本草綱目》中稱，橄欖 " 治咽喉痛，咽汁，能解一切魚鱉毒。" 外形雖與台灣檳榔相似，但實質是兩種植物。檳榔不宜長期食用，有報道指出當中的檳榔鹼有機會增加患口腔癌的機會。

祛濕化痰 清熱解毒
魚腥草粉葛豬膶湯

材料（2~3 人）

魚腥草半斤、粉葛 1 斤、豬膶 1 斤、紅蘿蔔 1 條、
赤小豆扁豆共 1 両、南北杏共 1 両、陳皮一角、蜜棗 3 粒

做法

❶ 魚腥草泡水 30 分鐘，後洗淨備用

❷ 陳皮泡軟、與扁豆南北杏同時放在 2.5 公升水中煲至水滾

❸ 將豬膶放在凍水加熱汆水

❹ 粉葛刨皮洗淨後，切件放入煲中

❺ 將魚腥草放入煲中，大火煲 20 分鐘，轉細火煲 1.5 小時

用法

此湯非常適合春夏濕熱的天氣，很多人感冒後會有咳
嗽，伴有少量黃痰，這時魚腥草起到清熱化痰的作用，
配合粉葛扁豆赤小豆，能夠減少疲倦，改善頸肩疲累，
大人小孩都適合，而且味道很清甜，連柴醫晚飯後都
忍不住多喝一碗。

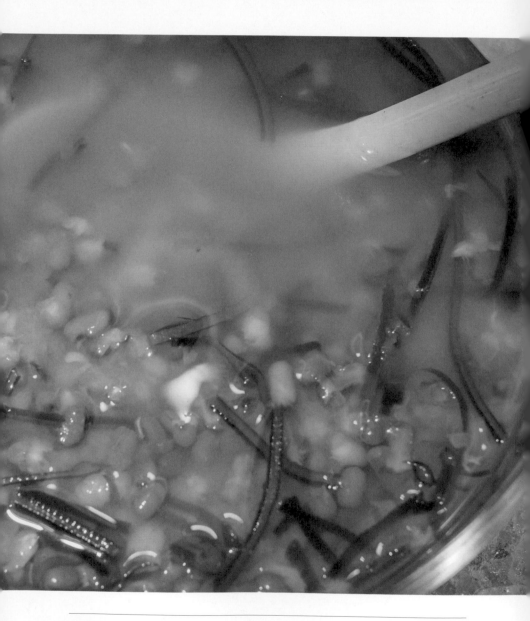

Chapter 2

其他湯水

01

清新消暑甜品
海帶薏米水

材料

海帶 2 両、生薏米 2 両、綠豆 2 両、
雞蛋 2 隻、陳皮 1 片、冰糖少量

做法

1. 海帶洗淨，切條；生薏米及綠豆浸泡洗淨，備用；
2. 陳皮浸水至軟身；雞蛋焓熟，剝殼，備用；
3. 生薏米加水煲熟，再將所有材料（海帶除外）加入，加少量清水，繼續煲煮；
4. 加入海帶，煮至所有食材軟身，取出陳皮，加入冰糖調味。

用法

每週一次，可連湯料吃。

適用

痰濕體質者，多見肥胖，特別是中央肥胖，易倦及痰多等，此海帶薏米水有活血化痰，健脾祛濕的功效。

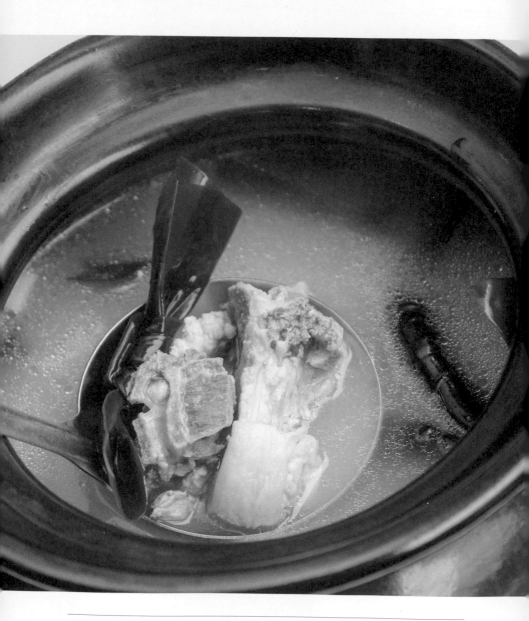

Chapter 2

其他湯水

02

化痰消腫祛濕重
白蘿蔔海帶湯

材料

白蘿蔔 1 條、乾海帶 1 片、葱 2 條、
排骨 4 両、薑片 3 片、鹽適量

做法

1 白蘿蔔洗淨，去皮切塊；
2 海帶浸泡至軟身；葱切段；
3 排骨洗淨後煮沸，再汆水；以水煮滾排骨，備用；
4 將葱及薑片放於沸水煮滾；
5 把排骨及白蘿蔔放進步驟 4，蓋上煲蓋以小火煮 30 分鐘，放入海帶；
6 完成後，加入鹽調味。

用法

飲湯，每週一至兩次，可連湯料吃。

適用

白蘿蔔與海帶同煮，可起化痰消腫功效，同時海帶對
缺碘性甲狀腺腫脹有療效，甲亢患者慎服。

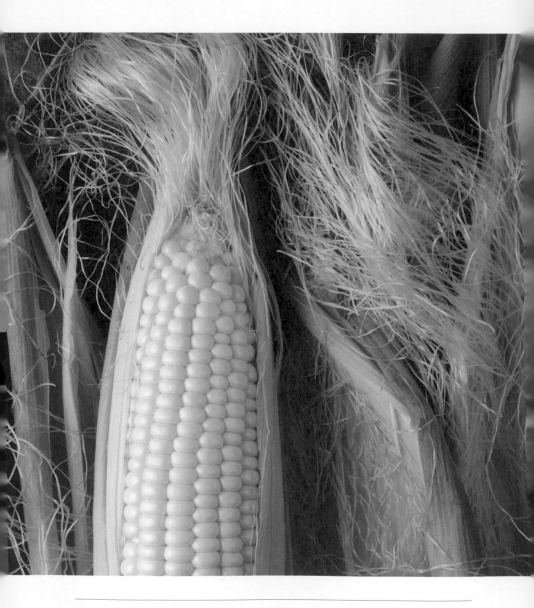

Chapter 2

其他湯水

03

糖尿病患者必飲
粟米鬚淮山豬橫脷湯

材料
粟米鬚 1 両、淮山 1 両、
豬橫脷 1 條、鹽適量

做法
❶ 豬橫脷洗淨汆水,切塊;
❷ 豬橫脷、粟米鬚與淮山放進湯煲加水,大火煮沸;
❸ 轉小火煲 2 小時,加入鹽調味。

用法
飲湯,每週一至兩次,可連湯料吃。

適用
粟米鬚能利尿、降血壓及促進膽汁分泌等,淮山具補
脾胃及養肺陰之效,豬橫脷有助益肺、補脾、潤燥,
此湯水對糖尿病有針對性作用。

·柴·醫·小·錦·囊·
有些老年性患者前列腺肥大,或腎虛夜尿多,建
議日間飲用,才不會夜尿頻繁,影響睡眠質素。

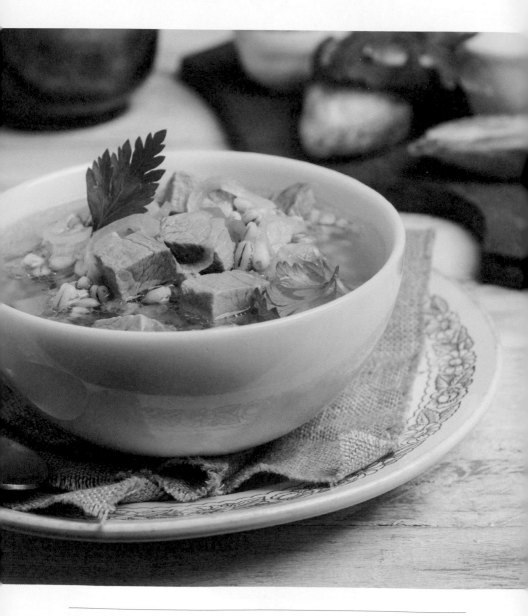

利尿抗菌家常湯
田灌草（車前草）生熟薏米排骨湯

材料

鮮田灌草 5 両、生薏米 4 両、熟薏米 4 両、
排骨 10 両、鹽適量

做法

1 排骨洗淨後煮沸，再余水；

2 煮沸水後，加入所有材料，以中火煲 1 小時；

3 完成後，加入鹽調味。

用法

飲湯，每週一至兩次，可連湯料吃。

適用

有利尿止瀉之效，適用於濕熱下注，小便短赤不利人士。

·柴·醫·小·錦·囊·

生熟薏米配搭，可減其寒性。至於坊間的洋薏
米，屬大麥，形狀如白米，顏色為啡色，比生熟
薏米更細粒，沒有清熱、祛濕功效；但含豐富纖
維，有助腸道蠕動，改善便秘。

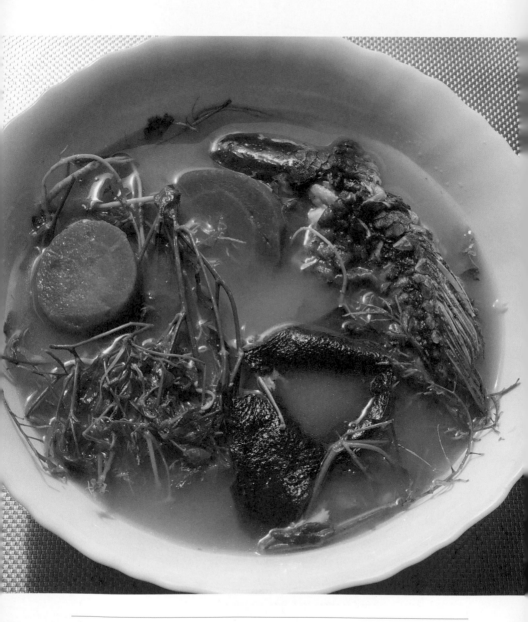

利尿解毒除骨痛
野葛菜紅蘿蔔鯽魚湯

材料

鯽魚 1 條、野葛菜半斤、紅蘿蔔 1 條、
陳皮 1 片、生薑 4 片

做法

1 鯽魚洗淨，以油炒香薑片，再加入鯽魚煎香；

2 野葛菜洗淨（連根），摘走枯葉；紅蘿蔔去皮切塊；

3 陳皮浸水至軟身；

4 將所有材料加水煮沸半小時；

5 轉小火煲 1.5 小時，即成。

用法

飲湯，每週一至兩次，可連湯料吃。

適用

野葛菜具祛濕解毒、解表祛痰的功效；此湯包含鯽魚及
紅蘿蔔，能去除骨火盛及關節痛。陳皮則可行氣、健脾、
化痰。

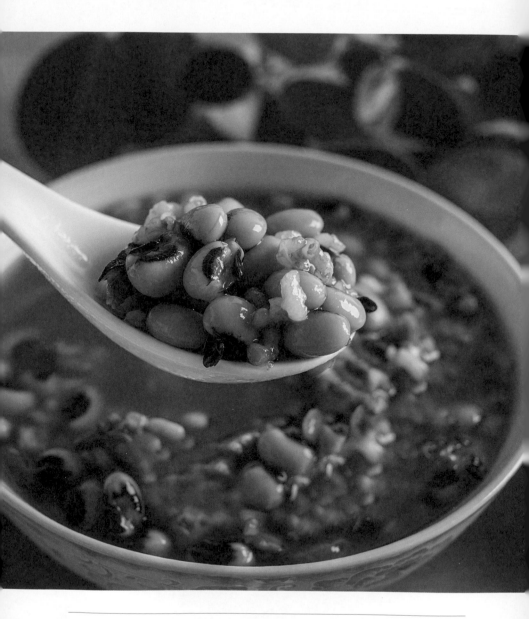

其他湯水
06

甜絲絲五色糖水
五色豆陳皮湯

材料
紅豆 2 両、綠豆 2 両、黑豆 2 両、黃豆 2 両、
眉豆 2 両、陳皮 1 片、片糖適量

做法
1 所有豆浸泡 2 小時；
2 陳皮浸水至軟身，切條；
3 所有材料加水煮沸，再改小火煲 1.5 小時；
4 完成後，加入糖調味。

用法
每週一至兩次，可連湯料吃。

適用
五色豆各有益處，可解熱消毒，養血補氣，止濕利尿，
止瀉痢，是一家大小合用的健康糖水。暗瘡、濕疹患者
可不加糖飲用。

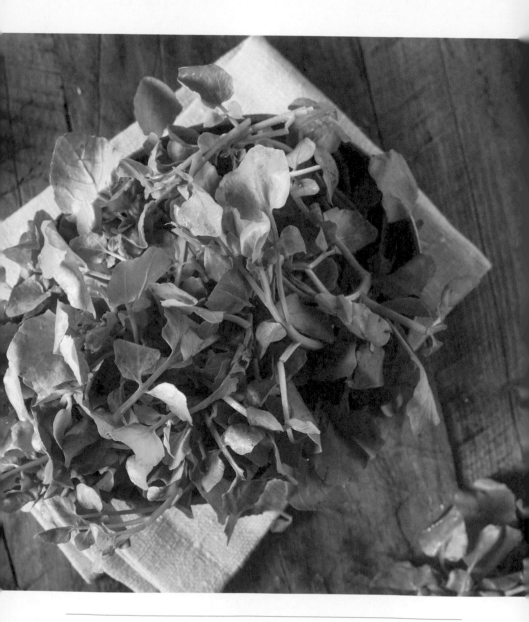

祛濕
密碼

其他湯水

07

秋冬清潤下火之選
西洋菜陳腎豬骨湯

材料

西洋菜 1 斤、陳腎 1 至 2 個、南北杏各 4 錢、扁豆 1 両、
蜜棗 3 粒、陳皮 1 片、羅漢果半個、豬骨 1 斤、生薑 1 片

做法

1 西洋菜洗淨，切段；南北杏浸泡至軟身；扁豆浸泡；

2 陳腎洗淨後浸泡至軟身；陳皮浸水至軟身；蜜棗洗淨；

3 豬骨洗淨後汆水；

4 所有材料加水煮沸，再轉中火煲 2 小時。

用法

飲湯，每週一至兩次，可連湯料吃。

適用

清燥潤肺、化痰止咳，健脾養胃，可治療熱症咳嗽。

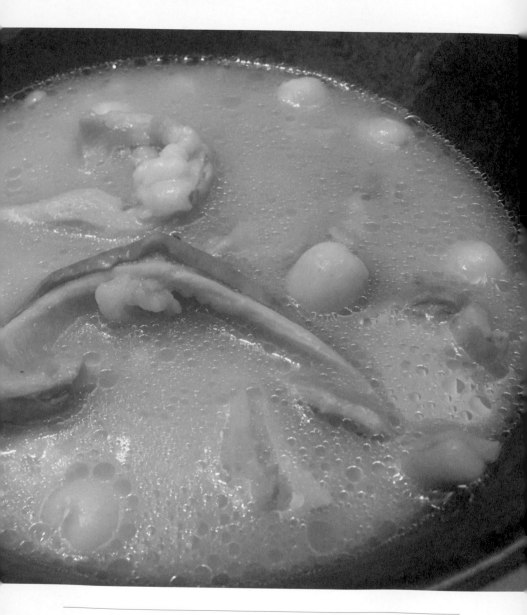

Chapter 2

冬天驅寒減咳嗽
白果胡椒豬肚湯

材料
白果 10 粒、白胡椒粒 5 錢、鹹菜 8 両、
芡實 1 両、豬肚 1 個、排骨 10 両

做法

❶ 剪去豬肚肥膏，切開並反轉，以鹽、生粉及白醋刷洗豬肚的
黏液，反覆清洗至乾淨後，再浸泡於清水中約 2-3 小時；待
血水流出，再汆水；

❷ 刮走豬肚上的白膜，切塊，再以白醋浸泡 20 分鐘以除味；

❸ 排骨洗淨後煮沸，再汆水；

❹ 白果放於密實袋內，以硬物輕拍袋身，令白果殼分離，再浸
於熱水中 2 分鐘汆水，取出並剝去衣膜；

❺ 白胡椒粒洗淨並打碎；鹹菜洗淨切條；芡實洗淨；
所有材料加水煮沸，轉小火煲 2 小時。

用法
飲湯，每週一至兩次，可連湯料吃。

適用
可驅寒，止咳，定喘，並能健脾祛濕，如有氣管問題或
冬日常感寒冷，可喝此湯紓緩。

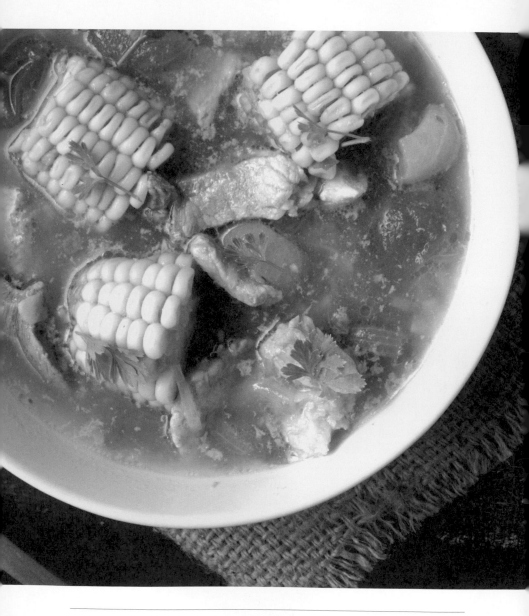

Chapter 2

09

健脾益氣增強抵抗力
粟米鮮淮山排骨湯

材料

粟米 2 條、鮮淮山 1 條、排骨 1 斤、
薑 2 片、番茄 2 個、鹽適量

做法

1. 粟米及鮮淮山去皮，切塊；番茄洗淨，切塊；
2. 排骨洗淨後煮沸，再汆水；
3. 所有材料加水煮沸，轉中火煮 10 分鐘；
4. 完成後，加入鹽調味。

用法

飲湯，每週一至兩次，可連湯料吃。

適用

粟米清熱祛濕，淮山可健脾胃，各種體質人士皆可飲用。

祛濕湯水大雜薈   139-

10

健脾補腎 烏髮生髮
烏雞黑豆生髮湯

材料（2~3 人）

烏雞 1 隻、生熟地共 1 兩、黃精 1 両、
黑豆半碗、蜜棗 2 粒

做法

❶ 先將全部材料用清水洗淨，

❷ 烏雞先汆水備用。

❸ 煲內加入 2 公升水，將全部材料放入煲中煲 2.5 小時。

❹ 加鹽調味即可。

用法

烏雞補而不燥，能調經、延緩衰老、強健筋骨，男女皆宜。配合
生地、熟地、黃精補血生髮，中醫認為 "髮為血之餘"，在加上
黑豆補腎，腎精其華在髮，因此補腎對生頭髮有莫大益處。

其他湯水

11

養陰 滋養肝腎 烏髮生髮
女貞子旱蓮草茶

材料（2~3 人）
女貞子 15g、墨旱蓮 12g、製何首烏 10g、
桑葚子 12g、枸杞 10g

做法
① 先將全部材料磨碎，過水 1 次，放入茶包袋中（可分 2 次泡）
② 放在滾水杯中，泡 20 分鐘。
③ 以茶代水。

用法
此茶適合肝腎不足的脫髮患者，有輕微熱氣者更適合，如果四肢
冰冷、寒性體質、容易腹瀉者不宜。如果因為肝腎陰虛火旺，頭
暈目眩者，也適合此茶飲。對於口渴、失眠多夢、腰膝酸軟者都
適宜，因為女貞子、墨旱蓮就是古方二至丸的組成，主治肝腎不
足。另外，桑葚和枸杞都是滋養頭髮的良品，可算是中藥中的頭
髮維他命。

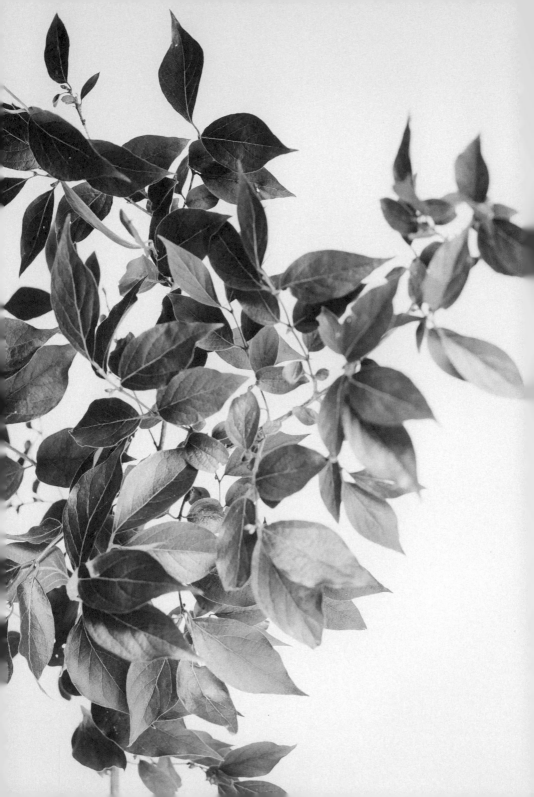

chapter
3

重建濕重的
生活習慣

提防風寒濕
——穿衣篇

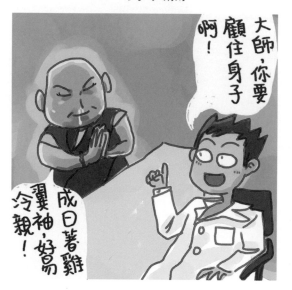

 甚麼情況會容易生病呢？

　　有兩個情況容易令人感冒：第一、肚餓。當一個人沒有準時吃飯，便容易頭暈、冒汗，中醫稱這些狀態為氣虛血弱，正氣不足，便無法衞外，容易生病。第二、溫差變化大，例如日間與夜間溫差大，初春時天氣乍暖還寒，日夜溫差多於攝氏 8 度，人會容易感冒。原因是日間熱，身體打開毛孔流汗散熱，可能穿得比較單薄；但晚上太陽下山後，忽然一陣涼風，很容易傷風，俗稱「攝親」。

　　溫差大，不單止發生在日夜溫度變化，還有室內室外的分別。例如室外陽光普照，天氣越來越熱，室內冷氣就越低，大汗疊細汗時，甫入冷氣房，一些體虛人士便容易感冒。有些女士喜歡吊帶、露肩的衣服，愛美實在是人的天性，這也無可厚非，沒理由大熱天時還穿毛衣，畢竟再不是害羞的中學女生了。這些喜穿吊帶衣服的女士，平日可以帶備披肩，一上巴士或者進冷氣房，便可以用來擋風，稱得上是女性恩物。否則在冷氣房待久了，容易面青口唇白，手指冰冷。

　　曾經有位女病人在銀行工作，座位對正風口位，又有偏頭痛病史，每逢月事必定經痛，再加上冷氣吹到正，傷了百會陽氣。我叫她準備一個暖包，放在關元、氣海穴，每星期用艾條艾灸足三里穴，再加上每天飲紅參粉，一個月後，她頭痛減少，經痛也消失，連吃飯前肚餓時也不太怕冷氣，原因是她在早餐與午餐之間以紅參粉沖水飲，大大改善了虛寒體質。

　　除了吊帶，不少女士還喜歡露臍裝，在沙灘打排球，當然可以穿露臍裝，但如果平時在商場夜店穿露臍裝，則容易被風寒所侵，因為我們的腹部屬於陰，背部屬於陽，腹部比較喜暖畏寒，而且肚臍四周脾胃受寒，會損傷脾陽，會刺激到腸蠕動，蠕動加快會發生腹痛肚瀉，大便不成形等；如果子宮受寒，更會加重經痛，血塊增加，因此中醫都不鼓勵女士穿露臍裝。

　　愛美的女士喜歡短裙熱褲，柴醫診所有一位年輕姑娘，她平時都穿牛仔褲，由於大熱天時，實在不想浪費青春年華，便穿短

褲仔返工，雖不是露出屁股蛋那種，但穿著短褲加上制服，仍有凍風吹入膝蓋，放工時就膝蓋痠軟了。因此不能輕看穿衣服對身體的影響，特別是虛寒型的女士，肌肉沒有男士堅壯，如果勤練一身肌肉，腹部有六粒朱古力，我相信小小冷氣絕不會導致腹瀉，所以要穿得性感，一定要多鍛鍊身體。

BB 穿衣上薄下厚為原則

除了成人，小孩子穿衣方面也需要注意，特別是 0-2 歲的小孩，抵抗力不足，有些 BB 幾個月大，沒有甚麼活動能力，特別需要穿衣保暖，適合穿柔軟、舒適、厚薄適中、方便穿脫的一件頭，配合和尚袍，出街需要一塊毛毯，當冷氣大或睡著的時候，可以蓋在 BB 身上，這冷氣被可以放在 BB 車底。到了 3-4 歲時，活動能力大增，經常跑到一身汗，這時不能穿得太多，因為這樣會焗出一身汗，反而容易生病，夏天穿運動服加短褲便可，不能一味怕冷親。選購衣服，不宜太多燙畫、膠質在胸口，因為小孩頭部身軀很容易發熱，需要良好散熱質料，最好是「上薄下厚」的設計，胸口散熱好，或者白色 T-shirt，而 BB 背部和腳部的衣料可以略厚一點，這樣能護正氣。

《食鹽多過你食米》

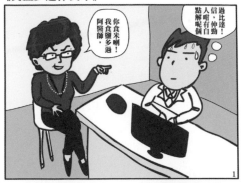

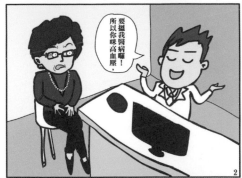

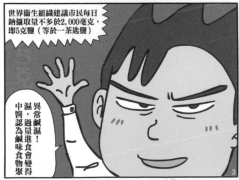

重建濕重的生活習慣

02

祛濕飲食
養生篇

 牛奶會否引發濕疹？

牛奶或稱牛乳，早在二千多年前已被載入《禮記》和《周禮》等古籍中。明代醫藥家李時珍的《本草綱目》中，記載牛奶性甘、微寒、無毒，補益勞損，潤大腸，老人煮粥甚宜。當然現在普遍中醫西醫都認為所有食物各有偏性，除了五穀做飯四時皆食以外，沒有任何其他東西適合長年累月，食得越多越好。中醫認為牛奶是容易生濕的一種食物，多放在雪櫃，更易引起寒濕。壯實人士飲用，不會有甚麼不適，可是虛寒人士飲後便會容易腹瀉、頭暈，甚至加重濕疹等敏感疾病。

據統計，2-7% 嬰兒對牛奶過敏，原因是脾胃功能未能消化牛奶，聚濕成熱，可致濕疹、便血、癮疹。現代醫學認為，未成熟的免疫系統會把牛奶蛋白質當成敵人攻擊，臨床也發現，越來越多的嬰兒有濕疹，部分與喝牛奶有關，所以這些對牛乳過敏的嬰兒，不應該喝牛奶，或者嘗試深度水解蛋白，亦即低敏配方，

把牛奶蛋白切成細小分子，大大降低過敏反應，或改喝豆奶（植物奶）。醫學界普遍鼓勵媽媽餵人奶，這樣可以減低身體過敏，包括濕疹的機會，不過母親進食辛辣、海鮮、乳製品，也可能令人奶含有致敏原，誘發 BB 濕疹。

另一種常常喝奶後腹瀉的原因是乳糖不耐症，經常發生在東亞人身上，歐美人卻沒有這個問題，原因是在人類發展過程中，大約在四千年前有一分支人種突然變異，戒奶後身體仍然保留足夠的乳糖酵素，而這一支人種最後往歐陸遷徙，所以他們喝奶不會腹瀉。柴醫喝奶也會腹瀉，不過當我在加拿大學習英文的那個暑假，每日飲一杯牛奶，我的腸胃便會適應，腹瀉大大減少；回到香港後，每日喝牛奶的習慣又沒有了。所以現在每當便秘時，我就會喝杯牛奶，通便效果也不俗。

總而言之，牛奶有其豐富營養，只是對牛奶敏感的小孩應該戒飲。至於有濕疹或濕氣重的人應該少飲；容易腹瀉的人，不論是缺乏乳糖酵素或者有腸易激綜合症的人，亦都應該少飲。而一般人，我認為作為營養飲品，可適量飲用，並無大礙。

羊奶會否致敏，加重濕氣？

　　柴醫中學時去絲綢之路旅行，到了新疆蒙古包，喝下我人生的第一杯羊奶，那個味道簡直難飲至極，不知道是否放了甚麼東西，可能是加了鹽，那鹹味令我想作嘔。本草綱目記載，羊奶可以緩解成人的乾嘔和反胃，可是真實的個人體驗，喝羊奶卻是剛好相反。中醫認為羊奶屬於溫性，體質比較虛寒，陽氣不足，手腳容易冰冷的人喝會比較適合，也因此解釋了為何蒙古、新疆一帶的人很喜歡喝羊奶，因為特別有禦寒溫陽之效。如果住在香港，身體積聚很多熱氣的人，常喝羊奶可導致便秘。

　　普通情況下，滿一歲兒童可以喝羊奶，一些對牛奶敏感的嬰兒也可以試喝羊奶粉。不過羊奶也是動物蛋白，也有可能過敏，若出現此情形，可以在醫師指導下以豆奶餵食。當然，牛奶、羊奶、豆奶全不及媽媽的奶，有愛有營養有抗體，仍然是 BB 食物首選；可是在香港，能堅持餵母乳一年的媽媽少之又少，需要有堅毅的意志力與家人的支持。政府機構與私人公司的餵奶設施配套也需要增強，這樣才可堅持，試問一位女士如何能夠忍受在滿佈細菌的公廁泵奶 30 分鐘，然後堅持一年？

為何我們不喝豬奶？

下列圖表，是常見動物奶的營養價值參考指數：

		固體物	蛋白質	乳糖	脂肪	無機鹽
	人 奶	12.4	1.2	7.0	3.8	0.21
	牛 奶	12.5	3.3	4.7	3.8	0.70
	馬 奶	11.0	2.0	6.7	2.0	0.3
	羊 奶	17.9	5.8	4.6	6.7	0.82
	豬 奶	16.0	7.2	3.1	4.6	1.10

從上表得知，豬奶的蛋白質含量甚高，但和人奶相比，成本比例差異大，在製造嬰兒奶粉方面，不如牛奶。

我們會喝牛奶或羊奶，但很少人喝過豬奶，最多都是朱古力奶。究竟是否豬奶有問題，還是人體吸收不到豬奶？事實上，

豬奶的營養很豐富，蛋白質非常高，乳糖較少，味道似杏奶。其實有三個主要原因：

第一、擠豬奶難度很大，母豬的乳房不會事先儲藏奶水，不是隨時隨刻想擠奶就能擠，產生奶汁需要豬仔的刺激，小豬飢餓的叫聲和扭動身體刺激母豬的神經後，母豬的乳腺才會慢慢分泌豬奶，這個過程往往需時接近 1 小時。要擠同樣份量的奶，母豬一日要擠二十幾次，而牛羊只需 3-4 次。

	年均產奶時間	產奶量
母 豬	60 天左右	約 300KG
奶 牛	280 天左右	約 5000KG

從上表可知，要生產同等的奶量，飼養母豬的數量是奶牛數量的 17 倍。還要考慮母豬要首先滿足自己小豬對奶水的需求，這個需求量通常佔整個產奶量的 80%-100%。

第二、豬的乳頭有 10-14 個乳頭，牛有 4 個乳頭，羊有 2 個乳頭，所以同時擠 10 多個乳頭，經濟成本會極高，因此豬奶會賣得特別貴，但營養不見得特別高。如果用機器擠豬奶，這部機器同樣成本會比擠牛奶高。

第三、豬的飼料比較貴，原因是豬是雜食，牛是食草，寧願把豬奶用來餵豬仔，然後賣燒乳豬，這樣對養豬商人來說賺的更多，所以我們甚少飲到豬奶。

中醫為何視冰如仇人？

無論你看甚麼病，每次看中醫，無論你是甚麼體質，醫師都會告訴你千萬不要喝冰，特別是女性患者，一些不孕症、痛經、關節痛、頭痛、手腳麻痺等，全都因為喝冰水而加重。這是甚麼原因呢？暫時沒有儀器量度正氣值，只能在漫畫《龍珠》裡面看到，如果發現一個人正氣很厲害，戰鬥力強，會講：「好強嘅氣啊！」但在現實中，這個「氣」不能用血壓計、血糖機測量出來，只能靠我們望聞問切去感應，如果寒氣入了身體，正氣便會收到阻礙，遲早出問題。

外國人為何常喝冰也沒有問題啊？外國人和東方人不同，身體比較壯實，也比較愛做運動和曬太陽，所以正氣能抵禦這些寒氣；香港人工作時間長，下班已經十分疲倦，根本沒有時間做運動曬太陽，還會經常躲在家裡打機，在空調下活動，身體自然陽氣有限。如果你想偶然喝喝冰水，不要緊，你要日日做運動，每天有足夠時間曬太陽，大約早上或者黃昏，陽光不至於過度猛烈，做一小時運動便很不錯。很多人會給自己藉口，說沒有時間做運動，其實萬事起頭難，需要的是你的決心與毅力。如果閻羅王告訴你，你不向著西邊直跑一小時，明天就要找他報到，相信大家都會立刻把健康跑步放在第一位。

朱古力是否熱氣的食物？

一樣食物是否熱氣，主要是看其性味，例如：雞肉、榴槤偏溫；白蘿蔔、西洋菜偏涼。其次是看食物在製作期間是否涉及用「火」或用強大的熱力直接處理，如煎炸、烘焙、燒烤等。最後看調味料是否有胡椒、辣椒、黑椒、咖喱等。

市面上一般朱古力的製作過程，是可可豆經過高溫烘培後，加入牛奶、白糖等製成，其烘培過程和白糖可導致熱氣。如果用沒有烘培的可可粉（Cacao），可製成不同純度的黑朱古力；如果沒有加入白糖則沒有那麼熱氣，但口感則比較苦。其實是否熱氣，要視乎人體對該食物的反應，有些人吃一條朱古力已經生口瘡，這類人比較火旺，屬於熱性體質，少吃為妙。

香港大學一項港人「積熱」調查中，訪問了 503 名 18 至50 歲的本港白領人士，發現港人經常進食熱氣食物，加上身體虛弱，令「積熱」指數高企。報告指出，受訪者對「熱氣」的認知不足，最多人知道的熱氣食物是煎炸食物（89%）、零食（26%）及辛辣食物（20%）；至於穀物早餐、燒味、咖啡、即食麵、烘焙食物如薄餅及蛋撻等，則只有 1 至 3% 人知悉是熱氣食物。

為何我們喜歡味精的味道？餐廳暗落一滴香？

味精是穀氨酸鈉（MSG），穀氨酸是大自然中最豐富的氨基酸之一，是組成蛋白質的重要成分，不少海鮮肉類等都含有天然 MSG。味精和鹽的共通點是鈉，鈉本是營養元素，有助平衡身體水分和血壓。鈉在鹽的成分中約佔 39%，而在味精的成分中約佔 12%，因此味精的鈉含量只是鹽的三分之一。若果平常烹調時用同等份量，味精的鈉影響比食鹽低；但對於高血壓、心臟病及肝腎疾病患者，也須嚴格控制味精用量。

有一種味精或者增味劑叫「一滴香」，主要成分為人工化合物「乙基麥芽醇」（ethyl maltol），不存在於天然食物中，進食過量被懷疑可能會損傷肝臟，甚至致癌。特別是傳媒已經報導一滴香對人體有害，但欠缺實質的證據。2011 年的立法會文件中，曾討論一滴香的安全性：「聯合國糧食及農業組織／世界衞生組織聯合食物添加劑專家委員會（JECFA）在評估乙基麥芽酚的安全性後，認為按良好作業規範，在食物中正常使用乙基麥芽酚，應不會對健康構成危害。JECFA 亦已把其每日可攝入量定為每公斤體重 0 至 2 毫克。」暫時難判斷究竟人體攝取多少一滴香才會損傷肝臟與致癌，不過少吃味精，肯定符合中醫養生之道。

現代人工作繁忙，平日除了煮公仔麵食 MSG，打邊爐食一滴香外，還會進食不少加工食物，例如公仔麵或者紙包飲品，這也可能是濕疹患病率持續在發達城市增加的原因之一。我們見到

各種添加劑，某些商品很巧妙地宣揚自己是健康的產品，例如：不含人造色素、不含防腐劑，但只要看細節，你便會發現含有人造香料。某些商品標明：不含人造香料、不含防腐劑，但含有人造色素。有些餐廳標榜不用味精，但用的鹽糖卻更多；在這些標榜不用味精的所謂健康餐廳，用餐後比在那些用味精的餐廳更加口渴也有可能。

有些果汁標明日日新鮮製造，但不等於果汁無防腐劑，只是日日用新鮮的生果製造而已。試問每一包薯片，哪一片不是來自新鮮薯仔？所以我們對加工食品的商業描述，不用太認真，只須留心食物營養標籤便可。

食雪糕也可以導致濕熱生暗瘡？

不少病人問柴醫：食薯片可否驅寒？食雪糕可否清熱？其實我們要先了解雪糕的成分。

傳統雪糕主要成分是忌廉、牛奶、蛋黃及糖，雖然有蛋白質及鈣質等，但額外添加的成分令其糖分與脂肪含量甚高。在香港吃到的雪糕口味主要是雲呢拿和朱古力，由於含糖量高，而且迅速被人體消化，直接進入血液，因而血糖飆升，長期餐後吃雪糕，當然會積累過多熱量，特別是中央型肥胖，也會同時增加心腦血管病的機會。食落口凍冰冰，不是可以消暑清熱嗎？凍冰冰只是雪糕的溫度低，並不代表雪糕不熱氣；正如冰凍的辣椒油，我們依然覺得是熱性，食後容易口舌生瘡。其實雪糕和甜品蛋糕類似，都是高糖、高脂的食品，為何《本草綱目》查不到雪糕的寒熱屬性？原因是製造出類似現代雪糕的產品是路易十六（1754年）的御廚；而李時珍（1518年-1593年）當時還沒有吃過現代雪糕製品，頂多是試過雪糕的前身——一種流質「酪飲」，或者一種由牛奶溝果汁的冷飲稱為「冰酪」。現代雪糕的普及，起碼要到發明雪櫃後（大約1930年家用雪櫃才普及），自此購買雪糕與食雪糕漸漸成為人們的日常習慣。

雪糕屬於高熱量，屬於甜食類，多吃會增加皮脂腺分泌，容易發生堵塞，輕則出粉刺，嚴重的話，會被臉上的丙酸痤瘡桿菌感染，發生面部的毛囊炎，即是暗瘡。中醫認為，《黃帝內經》

「高粱之變，足生大丁」，意思過食膏粱厚味，會生濕、生痰、生熱；有濕熱，有痰熱，使得痰熱內盛，自然生瘡。當然，不是每個吃雪糕的人都會生暗瘡，有些人會變肥婆肥佬，有些會腹瀉虛寒痛經，體質偏濕熱的人就會容易生暗瘡。當然也有人吃了無事，那些人多是天生體質平和，或者後天多運動、休息足夠，偶然吃了雪糕也不會有大礙。

 ## 咖啡是寒還是熱？

柴醫小學時貪得意點了一杯齋啡，結果當日立刻心悸、頭暈，十分不適。這個反應可能是對咖啡因敏感，所以柴醫只能喝很少量的咖啡。

咖啡是採用經過烘焙過程的咖啡豆所製作沖泡出來的飲品。由於中國人幾千年來主要喝茶，對其他類似飲品不太重視，咖啡傳入中國後，咖啡的種植沒有受到人們的足夠重視，發展極其緩慢。由於咖啡是外來的，所以未有發現歷代中醫醫書對咖啡的描述，但可以從製作過程，分析咖啡的屬性。因為咖啡有烘培過程，有淺培、中焙到深焙，咖啡豆會從淺黃色轉變為深褐色，味道也會從酸至苦，從果香到焦香，或甘甜味道。

咖啡因是咖啡的主要成分之一，有提神、止頭痛、加快心跳、擴張血管、利尿等效果。烘培得越久，則越帶溫性，也較容

易助長身體的熱，可能會加重陰虛火旺或者濕熱的情況。咖啡因有一點止咳作用，如果是乾咳無痰，可能會有止咳效果。如果每星期超過三杯以上，便會上癮；一旦停喝，可誘發偏頭痛，所以偏頭痛患者，還是戒飲咖啡為妙。

希望避免攝取過量的咖啡因，又想品嚐咖啡的味道，可選購無咖啡因咖啡，其實也不是完全無咖啡因，只是份量極少罷了，含量 < 2.5% 即可稱為無咖啡因咖啡。此類咖啡經過不同方法處理，務求降低咖啡因含量，但也在所難免流失了不少咖啡的原有風味，此類飲品同樣不宜過多，因為如果加了奶精和砂糖，同樣熱量偏高，對於三高人士，建議適可而止。世界衛生組織召集了一個由 23 名科學家組成的團隊，回顧了一千多項研究，發現沒有確定證據證明咖啡致癌；可是某些研究表明，它能預防某些癌症，例如肝癌和子宮癌。總而言之，中醫文化一般傾向飲茶多過咖啡，如果要飲咖啡，可選淺焙咖啡，相對不容易引起身體熱氣。因為世界已經進入大同，咖啡畢竟是世界上最受歡迎的飲品之一，僅次於茶，相信華陀再世，也會忍不住飲一杯優質的 Cappuccino！

奶茶是否削胃，奶茶是否增加濕氣？

奶茶中的咖啡因和糖可以增加胃酸分泌，胃酸過多會刺激胃壁胃黏膜，長期可引起胃炎，嚴重的話可造成胃潰瘍、胃出血，這些令胃黏膜變薄的情況，就稱為「削胃」。

香港曾經是英國殖民統治地方，期間英國人將飲「下午茶」的習慣也帶來了香港。一般英國人習慣在下午三時左右，再加幾件西餅送口。由於錫蘭出產的紅茶口感較好，而且價錢又較低，所以錫蘭紅茶在香港十分流行。英國人喝茶習慣加牛奶和糖，使茶入口更香更滑，這也成為港式奶茶的基本風味。

由於茶裡面有咖啡因，咖啡因會刺激胃酸分泌，小腸為了中和胃酸，分泌中和劑就引起了胃脹。不同人對咖啡因的反應不同，因此本身有胃酸倒流，或者慢性胃炎的人，不建議空腹飲奶茶，也不宜日日餐後飲。當中的奶，中醫認為是濕，糖下到胃同樣會變酸，而刺激胃酸。奶茶沒錯好味道，但通常好飲的都不健康，因此有些人會用煉奶代替砂糖，稱為「茶走」，這樣便不會惹痰，而且煉奶較易融於水。也有人用植脂淡奶代替牛奶，這樣會較少飽和脂肪，對膽固醇偏高的人會更健康。

筆者觀察所得，飲奶茶給人很濕熱的錯覺，其中一個原因是飲奶茶後的一個小時內，通常舌苔都會黃紺紺，如果沒有事先跟醫師說明，醫師便會以為這些病人比較濕熱。其實這只是染苔的一種，因為飲用有色食物飲品，並非病人本身體內濕熱導致。

阿華田好立克是否健康？

柴醫如果診務繁忙，當天的骨傷病人、針灸病人比較多，推罐的人又多，就要叫下午茶充飢，其中熱華田是柴醫的最愛。

阿華田（英語：Ovaltine）是一種麥芽乳製品，成分包括麥芽精華、糖及乳清，近年加入少量可可粉，所以喝起來的味道有點像朱古力。如果在茶餐廳有人同時叫熱華田及熱朱古力，單憑顏色，很難分辨二者，原因是某些餐廳的熱朱古力是用阿華田粉沖製。阿華田起源於 1904 年瑞士，因此，明朝清朝歷代中醫都沒喝過阿華田，所以沒有把阿華田寫入《本草綱目》分類。阿華田的熱量不算太高，糖分及熱量都在合理的範圍內，一日喝一杯（不額外添加砂糖），不會輕易導致肥胖，還可以補充少許的維他命及麥芽的膳食纖維。直到四十年代，阿華田才被正式引進香港。當時經銷商有兩個宣傳賣點：一是適合孕婦食用，產前產後補充營養，因為阿華田的麥芽精華，的確含有豐富的鈣鐵鋅和葉酸，為孕婦所需。有些餵人奶的孕婦擔心當中的麥芽精華會否有退奶效果，不過阿華田中的麥芽成分極少。一些臨床研究顯示，麥芽生用和炒用都可有退奶的效果，關鍵點在於量之多少，少劑量消食開胃而發奶（10-15g），大劑量則耗氣散血而退奶（60g）。因此一般情況下，產婦不會因為飲用阿華田吸收到少量麥芽成分而退奶，建議每日不多於一杯。

好立克（英語：Horlicks）在香港，俗稱「呵瀝」，同樣是一種在茶餐廳常見的飲品，類似美祿、阿華田。成分主要是麥

芽，是一間英國保健製藥公司 GSK 葛蘭素史克股份有限公司於
1873 年出品。這個飲品沒有阿華田般熱氣，提供一定的膳食纖
維。美祿（Milo）是 1934 年由澳洲雀巢公司出產的一種奶類飲
品，成分含有可可粉和麥芽，無論成分顏色味道都和阿華田相似，
但味道較甜。

　　某些極具創意的茶餐廳，還將好立克與阿華田混合在一起，
稱為「兒童鴛鴦」，適合兒童飲用，十分有香港特色。

 ## 益生菌飲品能否改善脾胃？

　　小學時期，有一次柴醫回潮州鄉下探親，喝了一枝益力多，
裡面有好多一塊塊物體沉底，結果不到三小時，屙到七彩，要去
看醫生打針止瀉。喝益力多當然有問題，但喝了過期或變壞的益
力多，則對腸胃毫無好處。

　　益生菌是腸道中的「好菌」，屬於微生物的一種，適量攝取
可以保持健康；相反，如果身體腸道益生菌不平衡，便會招致種
種問題。「益生菌」是統稱，可下分乳酸桿菌（Lactobacillus）
及雙歧桿菌（Bifidobacterium），亦有可刺激益生菌生長的
益生原（Prebiotics）。

在日常飲食中，除了大家從小到大也曾喝過的活性益生菌飲品外，其實很多食物也會加入益生菌，最常見是發酵食品和奶類，例如乳酪的酸味便是由乳糖轉化為乳酸而成；茅屋芝士、味噌及泡菜等，亦有益生菌的成分。

已有研究證實，益生菌可治療肚瀉，特別是在嬰兒身上常見的輪狀病毒肚瀉，以及因服用抗生素或腸易激綜合症引起的腹瀉，亦有一定效用。更有說法是，益生菌可預防小兒濕疹呢。

但要注意的是，坊間常見的益生菌飲品，通常糖分超標，經常飲用可增加體重，對健康不利；而且乳酸菌並非越多越好，即使自稱有 100 億活性乳酸菌，亦不代表特別有益處，反而有幾種益生菌種類會更佳。因此，選購益生菌產品時，應該留意其營養標籤，看看糖分有多少份量，以及是否屬於活性。

綠茶可否養生？
是否太寒傷身，損傷脾陽則增加濕氣？

綠茶如龍井和碧螺春等，皆是沒經過發酵，只有殺青、揉撚及乾燥等製作過程，因此保留了較多天然物質，當中包括多酚抗氧化劑，可以阻擋自由基對身體作出破壞，減低正常細胞變成癌細胞的機會。綠茶好處多多，能夠改善高血壓及高膽固醇，更有研究指如果經常飲用綠茶，可預防多種致命疾病如肺癌、胃癌、腸癌及心臟病等。在中醫角度，綠茶具清熱解暑及利尿之效，特別適合夏天飲用。

不過，這不等於我們可以將綠茶當水喝。相信很多讀者亦知道綠茶偏涼，如果是脾胃虛寒，加以經常腹瀉，過量飲綠茶便可令症狀加劇。另一方面，由於綠茶當中的鞣酸可與食物中的鐵質結合，形成沉澱物，影響腸道黏膜吸收鐵質，因此缺鐵質者或女性正值經期，亦不宜多飲。

如果體質不適合喝綠茶，不妨選擇紅茶或黑茶，這兩種都是全發酵茶，意思是須將茶葉揉搓，流出汁液後，待其發酵，才再烘乾。紅茶計有滇紅茶、寧紅茶及伯爵茶等，性質溫和，飲後可使身體暖和；黑茶包括普洱茶及青磚茶等，則性味溫熱，可去膩消滯兼溫胃，兩種茶都適合寒底人士飲用。

激素雞與嘉美雞的分別？
食激素雞會否增加生腫瘤的機會？

隨著兩個兒子出生，柴醫常去街市買餸，其中雞腿，必須買新鮮雞腿，否則兩個兒子都會食得出是「冰鮮」而罷食，小孩的口味靈敏度真的不可思議。我也儘量買些沒有額外注射激素的雞。

坊間流傳著「激素雞」，是指向雞隻注射激素，加快成長速度，因此我們吃了這些雞後，便會攝取了當中的激素，有可能令發育中的兒童早熟，或增加致癌機會。由於盛傳雞翼乃「打針位」，因此坊間流傳應避免多吃雞翼，可減少吸收激素機會。

事實是，目前世界大多數畜牧業已禁止使用激素，就算所吃的雞隻含有激素，必須大量進食才會對身體造成傷害，沒那麼容易令人生癌。至於吃雞翼是否特別危險呢？若雞隻曾被打針，那麼激素可隨血液流到全身，因此吃任何部位皆可受到影響。最佳的做法是，在合法的雞檔或商舖購買雞隻，便可減少風險了。

至於本港特有的嘉美雞，則是香港大學與嘉道理農場共同開發出來的，交配、繁殖及飼養等過程皆在港進行，而且保證不含激素及添加劑，出售前亦要通過雙重檢疫，確保沒有藥物及病毒。嘉美雞除了皮薄肉滑，亦有脂肪少及含豐富骨膠原的好處；要注意的是，市面有一種「嘉美少爺雞」，雄性生殖腺及雞冠均未發育，所以雄性荷爾蒙及雌激素含量較低，可大大減少食用過多而誘發癌症的風險，同時可降低公雞燥熱的弊病。另外，一般嘉美雞亦適合體虛血虛、肝腎、脾胃虛弱者食用。

鯉魚是否有毒？

鯉魚有食用鯉魚和觀賞鯉魚兩種，食用鯉魚也叫鏡鯉，觀賞鯉魚也叫錦鯉，有黃色、白色、紅色鯉魚。這些觀賞魚本身是野生，魚肉並無毒性，理論上可以食，而且肉質還不錯，不過價格高昂，不會有人捨得食。為了改良品種，飼養錦鯉的人，為了令錦鯉更大條、更鮮艷、更少病，皮膚更滑，防止魚和魚之間的摩擦，於是加入各種各樣的催化劑、增色素，如孔雀石綠、呋喃西林等，這些都是致癌物質，所以這些飼養的觀賞錦鯉，就絕對不能食用。

中醫認為，《本草綱目》記載鯉魚：煮食，下水氣，利小便；燒末，能發汗，定氣喘、咳嗽，下乳汁，消腫。健脾和胃；利水下氣；通乳；安胎。總而言之，就是有不錯的食療價值。但要留意的是，鯉魚的膽有毒，二十世紀 90 年代，日本人首先從魚膽中鑒定出一種名為鯉醇硫酸鹽的有毒化合物。這種物質不怕熱，也不怕酒精，因此無論生食、熟食還是泡酒，都會導致中毒。所以從街市買來後必須洗淨魚腥膽汁，這樣就安全了。其實，不少魚膽都有毒性，最毒的是鯽魚，接下來是武昌魚（鯿魚）、青魚、鰱魚、鱅魚（大頭魚）、翹嘴魚、鯉魚、鯇魚。所以為了容易記，所有魚的魚膽都不要食，就肯定不會魚膽中毒啦。

有人說鯉魚毒，是否中醫說的熱毒，而非中毒？其實鯉魚甘平，並無熱毒，除非你酥炸松子鯉魚，這樣是因為煮法熱氣，並非鯉魚本身有毒，也不是鯉魚本身熱毒。

甚麼菜最寒涼？通菜、西洋菜？

相信讀者亦有聽聞，中醫總說大多數蔬菜屬性偏涼，因此體質虛寒者不應過量進食，特別是生食蔬菜如沙律，切勿每餐都進食，否則可導致寒涼症狀症加劇。要注意由於本地氣候潮濕，在這裡種植的瓜果蔬菜亦有較多濕氣，難免偏寒涼。其實涼性蔬菜在香港十分常見，包括通菜、西洋菜、芹菜、菠菜、油菜、莧菜、綠豆芽、黃豆芽、金針花及萵苣等；寒性蔬菜則包括蓮藕、苦瓜、空心菜、竹筍、蕃茄、白蘿蔔、小白菜、海帶及紫菜等，這些食物均可助熱底人士改善體質。

但這不代表體質偏寒的人士不應進食蔬菜，畢竟當中有豐富營養及纖維，對健康相當有益，而且蔬菜亦有清熱、潤燥、生津及利尿等好處，適量進食始終是好的。如想改變寒涼食物的屬性，便一定要煮熟才可，或於烹調時加入溫熱性蔬菜如大蒜、生薑及葱頭等，以中和蔬菜的寒涼。

| 胃酸倒流的肥仔 |

男病人：醫師，我懷疑自己有心臟病。

醫師：　你有甚麼不舒服？

男病人：我個心突然有刺痛感覺，同埋心口有一種好熱的感覺。

醫師：　你跑步時有冇胸翳的感覺？

男病人：冇喔！打了兩小時籃球，仲可以轉身射個三分波！

醫師：　你多數是胃酸倒流引起的灼熱感。你在肥仔中算雖瘦，
　　　　但都會增加因賁門括約肌（胃入口）鬆弛的機會，令胃
　　　　酸容易倒流。

男病人：原來如此！要怎麼治療呢？

醫師：　治療方面，中醫需要分清患者是胃寒還是胃熱。若胃寒
　　　　者，可服乾薑、黨參、白朮、茯苓、砂仁、木香、吳茱
　　　　萸這類溫性的中藥；若是胃熱者，可服食丹皮、梔子、
　　　　黃連、白芍、烏賊骨、浙貝這類寒涼的中藥。

 ## 胃酸過少致消化不良

　　胃酸過多叫做「酸明揚」，如果胃酸過少呢？猜一港督名
字，冇錯啦！就是「胃液遜」（衛奕信）。「胃液遜」，就是胃
的消化液不足，胃酸太少，引起消化不良、飽飽滯滯、腹瀉。

　　低胃酸環境會誘使幽門螺旋菌大量繁殖，反過來幽門螺旋
菌增加，也增加胃部 pH 值（酸性降低），導致胃部和十二指腸
更容易受幽門螺旋菌和其他細菌感染。中醫認為這是脾虛範疇，
須健脾養胃，常用方劑例如四君子湯、參苓白朮散、小建中湯。

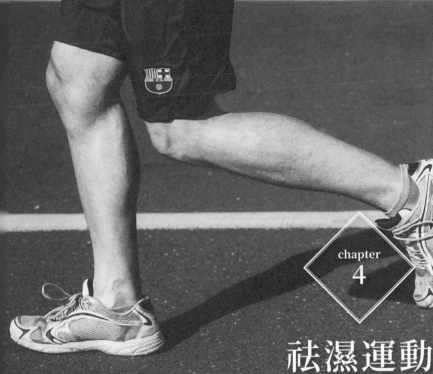

chapter
4

祛濕運動
與穴位祛濕

痰濕之人多形體肥胖，身重易困，故應該長期堅持散步、健步、慢跑、游泳、武術、八段錦、五禽戲，各種舞蹈或球類等活動，活動量應逐漸增強，讓鬆弛的皮膚肌肉逐漸變得結實、緻密。

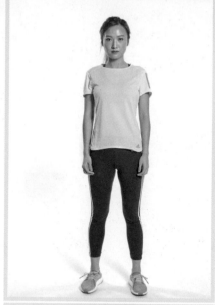

① —————————
雙手托天理三焦

I.
兩腳分開站立，
兩臂下垂。

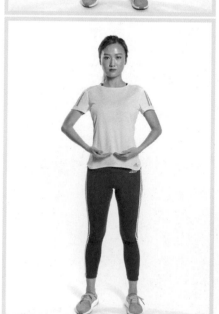

II.
兩臂向上舉高，
手指交叉並掌心向上提；

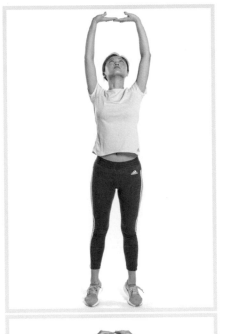

III.
頭後仰，眼看手背，
繼而足跟儘量上提，
吸氣，維持這種姿勢片刻；

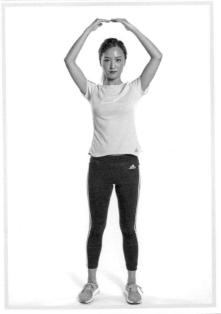

VI. 兩呼氣，兩臂慢慢放下，
足跟輕輕落地，
還原到預備姿勢。

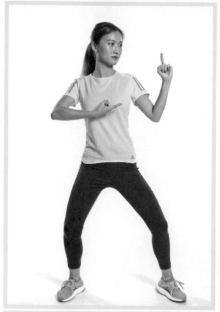

左右開弓似射雕

I.

紮馬步，兩手半握拳放於胸前；
然後右手作豎拳。

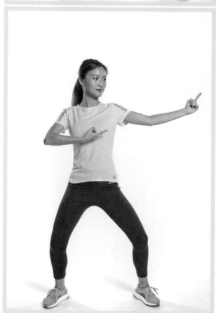

II.

上身向左側轉，
左臂伸直而拳眼向上，
食指與拇指向上；

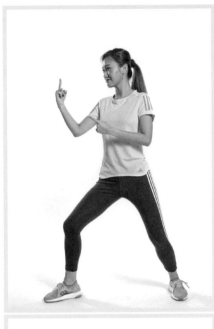

III.

望著食指呼氣；

右手半握在胸部，

慢慢拉至右胸前，吸氣；

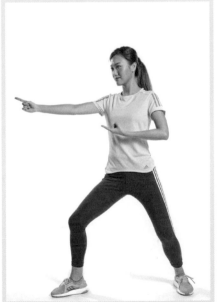

VI.

重複第 1 步驟，換右邊動作。

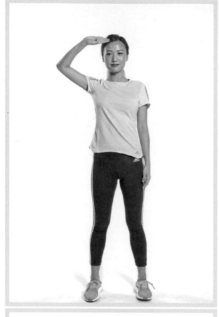

③ ───────────

調理脾胃舉單手

I.
站立，兩臂平放胸前，
掌心向上，指尖相對；
再曲起左手肘，舉至額前；

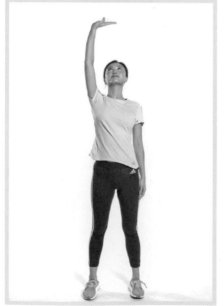

II.
翻掌，左手向上，
猶如托天一樣，指尖向右；

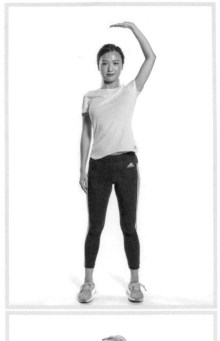

III.

右手按在右胯，

保持掌心向上，指尖向前；

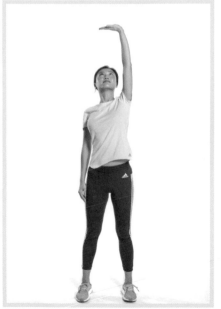

VI.

左右姿勢互換並重複進行。

記緊上托下按時吸氣，

左右換式時呼氣。

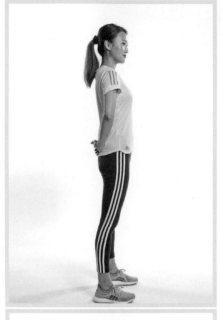

④

五勞七傷往後瞧

I. 站立並雙手叉腰；

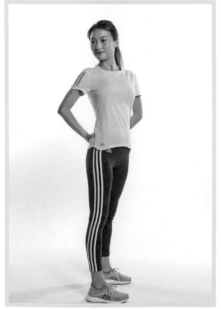

II.
頭部緩慢向右轉，
順勢眼看後方，吸氣；

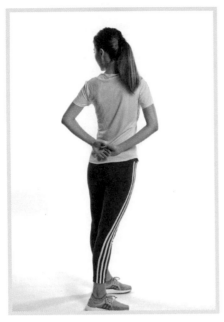

III.
還原第 1 步驟，
呼氣，再做左邊動作。

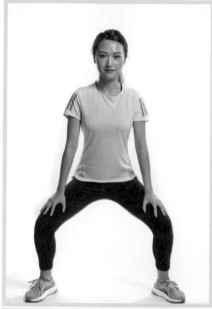

⑤

搖頭擺尾去心火

I.

紮馬步，雙手放於大腿上，
手腕虎口向腹部；

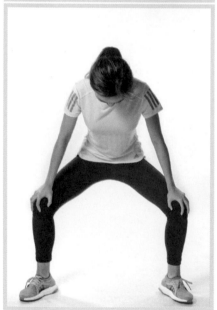

II.

上身向前俯，
頭部於左前方緩緩作轉動；

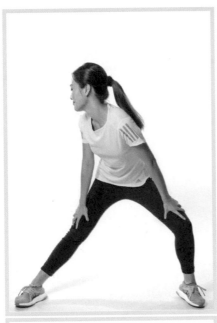

III.
臀部向左擺，
右腳及左臂適當屈曲以幫助擺動，
呼氣；

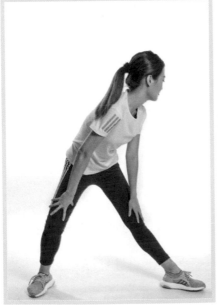

VI.
轉動數圈後，
還原步驟 1，吸氣，
再做右邊動作。

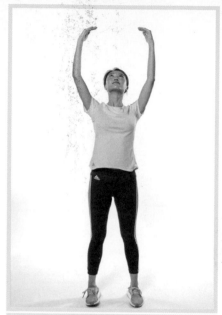

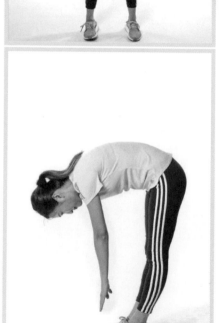

⑥ 雙手攀足固腎腰

I.
站立，
雙臂於上腹部屈曲，掌心向上；

II.
向前彎腰，翻掌向足背按壓，
雙手握住足尖，臂膝伸直，
頭略向上；
之後站直，兩手握拳，
並抵及腰椎兩旁，
重複第 1 步驟。

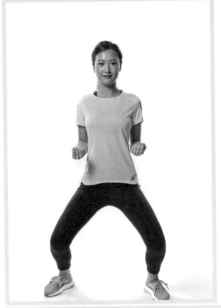

⑦ 攢拳怒目增氣力

I.
紮馬步，兩手握拳，
放在腰兩側，拳心向上；

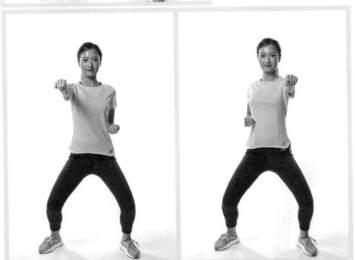

II. 左拳用力擊出，順勢伸直手臂；同時間緊握右拳，右肘向後，
兩眼睜大望前；左右交替進行，擊拳時呼氣，收拳則吸氣。

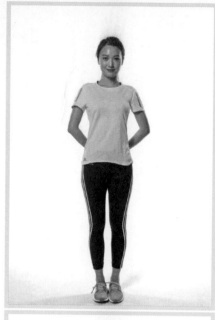

⑧

背後七顛百病消

I.
站立，
雙手於背後交疊；

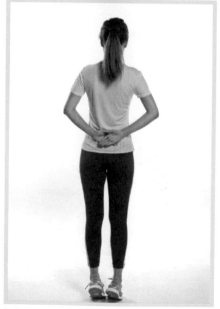

II.
腳跟貼緊並踮起，
前腳掌支撐全身，
保持直立姿勢，頭向上頂；
腳跟著地，還原為立正姿勢。
提腳跟時吸氣，還原時呼氣。

按甚麼穴位可以行氣祛濕？

1. 豐隆穴

位置：

位於小腿前外側、外踝尖對上八吋，於脛骨前緣的二橫指。

功效：

通調脾胃氣機、祛濕化痰。

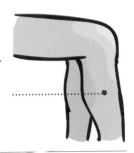

2. 足三里

位置：

位於外膝眼下三吋，距脛骨前緣一橫指。

功效：

具有補中益氣、扶正祛邪、調理脾胃、疏風化濕功能。

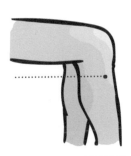

3. 中脘穴

位置：

位於上腹部，肚臍上四吋，前正中線上。

功效：

適用於濕滯及胃脘飽脹人士，可和胃健脾、降逆利水。

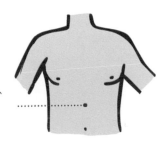

4. 曲池穴

位置：

屈曲手肘時，位於肘橫紋外側端處。

功效：

對於肛門灼熱、大便黃爛或大便排不盡的濕熱人士，大有功效。

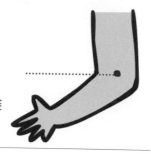

5. 承山穴

位置：

小腿後正中位置，腓腸肌下出現的尖角凹陷處。

功效：

此一穴位能排出人體濕氣。

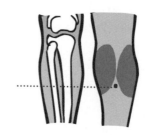

6. 迎香穴

位置：

鼻翼外緣中點旁鼻唇溝中凹陷處

功效：

通鼻竅，散風邪，清氣火。適合鼻塞、鼻水、鼻涕人士。

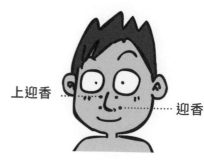

上迎香

迎香

7. 水分穴

位置：

臍上一寸

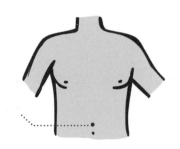

功效：

主治水腫、肥胖、腹瀉、腹痛及腹脹。

8. 三陰交穴

位置：

小腿內側，即足內踝尖上三吋。

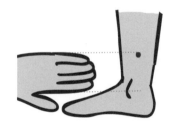

功效：

具疏肝、健脾、安腎、安神作用。

9. 陰陵泉

位置：

小腿內側，脛骨內側、髁後下方的凹陷位置。

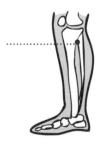

功效：

可以化解濕滯，調膀胱，祛風冷，可緩解水
腫、小便不利、寒熱，陰痛及腳氣水腫等。

10. 關元、氣海穴

關元位置： 下腹部正中線臍中下 3 吋處

氣海位置： 臍中與關元連線的中點，臍下 1.5 吋處。

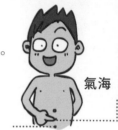

功效：

理氣、益腎氣、回陽救逆

11. 印堂

位置：

在額部，當兩眉頭之中間

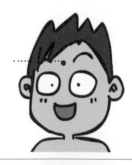

功效：

主治頭痛、眩暈

12. 百會

位置：

頭頂正中線前髮際後，兩耳尖直上頭頂中央

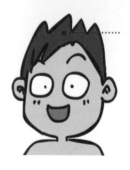

功效：

升提陽氣、減輕鼻敏感引發的頭痛

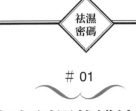

01

如何透過拔罐祛濕？

　　拔罐是以罐為工具，利用燃火、抽真空等方法產生負壓，使之吸附於體表，造成局部瘀血，以達到紓筋活絡、行氣活血、消腫止痛、祛濕散寒等作用的療法。拔罐時心情宜放鬆，太緊張可能導致暈罐；如果體虛勞極，可能也會發生暈罐，不宜接受全身拔罐。

　　起罐後，皮膚局部如出現潮紅、瘙癢，不建議用手抓，幾小時或數日後就會自動消散。如果出現水泡、水珠、瘀血等，均屬正常的治療反應，皮下出血正常人約七日便會完全吸收。水泡輕者只須防止擦破，待其自然吸收即可；水泡較大較多時，可在水泡根部用消毒針刺破引流，再敷消毒紗布防止感染。

閃罐：
閃罐也稱快罐、吻罐，是利用火罐在體表快速閃拔以治病的一種療法。

推罐：
也稱走罐，走罐是中醫傳統拔罐療法中的一種操作方法，是拔罐加強版，對痛症治療十分有效，但治療過程較痛。其扶正祛邪、

疏通經絡、散寒除濕、清熱解毒、行氣活血和通絡止痛的效果更強。

常用罐器有：
玻璃拔罐器、竹筒拔罐器、真空磁療拔罐器和電動拔罐機。

拔罐印的顏色代表：
- **罐印或罐壁有少許水珠水氣**——體內多有濕氣
- **罐印紫紅、紫黑，並有水珠或水氣**——體內多有濕熱
- **罐印鮮紅**——體內陰虛火旺
- **罐印鮮紅並伴有發熱**——體內有熱毒
- **罐印紫紅或紫黑**——熱毒或瘀血
- **罐印紫黑而黯**——瘀血或受寒
- **罐印淡紫發青伴有斑塊**——可能外感風寒
- **罐印印呈散開紫斑，深淺不一**——體內氣滯血瘀

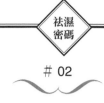
如何透過自我艾灸祛濕？

中國傳統是在端午節燒艾，以作辟邪去病；能否辟邪不得而知，但艾草確有治療功效，李時珍的《本草綱目》便指艾草屬純陽之性，可通十二經，並有驅濕寒、回陽、理氣血、止血及安胎等作用，可謂用途廣泛。

艾灸是以燒熱艾草後產生的熱力，刺激經絡或穴位，能夠溫通經絡、消瘀散結及溫陽培元等，有防病保健及治療慢性疾病的功能。由於艾灸須於特定穴位進行，因此應先向中醫師查詢，清楚自己的體質是否適合接受艾灸，並在專人指導或學習艾灸方法及穴位後，才作自行艾灸保健。由於艾火溫熱，如果屬於實熱證和陰虛發熱的人士便不宜使用。

須知道艾灸的每次療程時間約 10 至 40 分鐘，視乎健康而定，如果身體越弱，施艾的時間便越長，通常每週施灸 2 至 3 次，以每 10 次為一個療程。使用艾灸的方法眾多，若要自行進行，最好便是插在艾灸盒上施灸或施以「溫和灸」，可較易掌握及安全，首先是點燃艾條，然後將艾條擺放於距離穴位約 2 至 3 厘米，切勿過於接近，只要感到穴位局部有溫熱而無灼痛便可。皮膚不應有灼傷痕跡，但正常情況亦可能會有輕微發紅，但不會灼傷。

為了避免灼傷而有疤痕，切勿直接在臉上穴位、眼睛周圍、大血管位置施艾，孕婦及皮膚有受傷人士亦不宜進行。

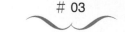

運動就是一劑行氣藥

　　方力申講過:「日日運動身體好,男女老幼做得到。」我和方力申一樣,很喜歡運動,尤其是乒乓球和籃球。做運動能夠活動筋骨,平日常坐診所看症,往往一坐就幾個小時,忙碌起來,連上洗手間也無時間。所以每逢週六,我便會到荃灣石圍角籃球場打三個小時籃球,和一班波友出一身汗,連腰骨也可以舒展一番,大家之間的默契,偶有美妙的傳送,與高難度的投籃,都令場內外起鬨,大家都到了阿叔的年齡,難得有共同愛好,投入其中,會感到運動的快樂。

　　常有病人問我,怎麼可以補氣?我常常回答:運動就是一劑行氣藥。除了服藥,運動也能排汗減少濕氣,運動後往往能夠脫胎換骨般,在乳酸中享受痛苦。

　　兒子小栗子自小看我在家運動,練控球練轉身射個三分波,家中的小型籃球架,被我入樽無數次。細佬小番薯也十分捧場,

經常拿著家裡的小籃球，拾起來，然後模仿我射波。其實 BB 一歲半左右，我們已經可以和他玩些簡單的球類遊戲，例如把球傳給 BB，讓他坐在地上接住，或者抱著 BB 用雙腳踢波，這些球感的培養，一來可以增加親子的親密關係；二來對將來孩子學習球類運動有一定的幫助。孩子到了兩歲，可以跟他玩拋波接波的遊戲，這個難度比較大，可以選一些較大的毛毛波，然後在一米的距離拋給孩子，這樣可以訓練眼手的協調，將來玩籃球、排球等有一定幫助。

我抱著小番薯男兒當入樽，然後小栗子看了也要入樽，兩人輪流入樽，我的腰也得到鍛鍊。凡事太盡，勢必早盡，物極必反，樂極生悲，是古人智慧。每人入了樽 10 次左右，我便叫停，真係李家鼎都頂唔順。他們倆開始起鬨，惟有轉移視線，玩泥膠，這是第二個好可怕的遊戲，因為會玩到一地皆是，是疲累父母的剋星。小番薯未適合玩泥膠，一些電子產品有電池也要格外小心，

因為 BB 一歲半前，甚麼都想放入口，容易卡住喉嚨，那便大件事。

　　運動不但是為了養生，更重要是體會當中的樂趣，身體流汗的痛快，那種排濕後一身輕鬆的感覺，讓人愉悅，第二日醒來，更有立刻瘦面的效果，運動除了能改變我們的體型，更加影響了一個人的命運。在我看來，喜歡運動的人，無論男女老幼，都傾向一種更樂觀、堅毅的品質。

chapter
5

小兒
祛濕篇

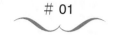

01

小兒咳嗽，
就食猴棗散？

不少港媽看了廣告後，一出現「小兒咳嗽」的症狀便給子女服用猴棗散，究竟小兒服用猴棗散，是福還是禍？

我們中醫臨床上經常碰到的兒科病是小兒感冒咳嗽，尤其是咳嗽，因為香港空氣差，所以一些氣管敏感、小兒哮喘的患者，會在感冒後咳嗽一段頗長的時間。一般感冒咳嗽可於一星期左右好轉，但天生肺弱、特稟體質（即敏感體質，容易有鼻敏感、哮喘、濕疹、腹瀉的體質）的小兒，可以咳嗽一兩個月，嚴重時更出現氣緊、氣促，晚上咳個不停。原因宿痰留肺，加上晚上寒邪令氣管收窄，形成典型的氣管炎，中醫習慣叫做「小兒咳嗽」。

 ### 胡亂服藥　雪上加霜

有些家長經常問我，小兒咳嗽可否吃猴棗散，為甚麼他們會這樣問呢？家長看完西醫治療小兒感冒，退了燒，仍有咳嗽，覺得西藥「散」，就想找溫和的中藥來治療。中藥治病，講究辨病辨證，最重要是正確的診斷，才有正確的治療。首先，要知道是甚麼病導致咳嗽，是否肺結核？是否肺炎？是否鼻水倒流，刺激咽喉而咳？是否異物（食物）入肺而咳嗽？是否小兒模仿大人的心理性咳嗽？還有症狀是寒是熱，患者體質是虛是實？西醫的

視觸叩聽，中醫的望聞問切，各有系統，絕不是直線思維，有咳止咳。可是在某些家長眼中，由於愛兒心切，在焦急的情況下，胡亂服用成藥，有機會火上加油，雪上加霜。

猴棗其實是甚麼？其實是猴子的膽石，類似牛黃，牛黃就是牛的膽石。猴棗的中藥性味苦寒，主要功效包括豁痰定喘鎮驚、清熱解毒消腫。猴棗這味藥，明顯是一味「寒藥」，因此當小兒有熱證，痰黃、發燒、咽痛、便秘、脈弦滑數、舌紅苔黃，如果加上有痰蒙清竅，肝風內擾的情況，例如抽動、反白眼就更加適合（有人問，抽筋反白眼還吃成藥？中醫稱這種狀況為小兒驚風，若有註冊醫師正確的辨證，用猴棗治療絕無問題。）但是如果咳白痰，晚上症狀加重，無發燒無咽痛的寒咳，明顯是不對證，假如服了猴棗散，就會讓小兒體內雪上加霜，延誤病情，會令家長更加冇覺好瞓。

三款猴棗散 有寒有熱

值得留意的是，不同牌子的猴棗散成分也不同。余氏配方加入竹黃、膽南星、防風、川貝母、法半夏、陳皮；位氏加入黨參、白朮、附子、肉桂、豆蔻、茯苓、乾薑；馬氏配方加入皂角、甘草、貝母、白芷、天竺黃、石菖蒲、全蠍、豆蔻、琥珀、冰片、珍珠。三款配方有寒有熱，需有份量方能判斷是否適合患者，中醫學生埋頭苦讀五年，方能掌握基本的辨證思維，還要大量的臨床實習，方能處方治病，並非人人都能自學成材。單靠追看偏方

專欄就能懸壺濟世，有時連專欄的專家自己也無治病經驗，卻潛意識上教人治病，非常幽默。讀者若照辦煮碗，把家人朋友當白老鼠，是積德還是作孽，請讀者自行判斷。

 ## 小兒咳嗽須戒口

治療小兒咳嗽一定要戒口，食凍橙、飲凍飲、吹冷氣，都可加重病情。總括而言，食中藥還是交給註冊中醫較穩妥，說到底食療和治療都是建基於小兒本身有自癒的免疫能力，人類演化，適者生存，在細菌病毒都掙扎求存時，光靠打疫苗預防是不足夠的，最好是打好個底，改善體質，注意飲食，觀察舌色，正所謂「正氣存內，邪不可干」，你說對嗎？

02

小兒鼻敏感就是寒濕重

鼻敏感，又稱過敏性鼻炎，中醫稱為「鼻鼽」，多為臟腑功能腑功能失調，外因多為感受風寒，導致身體出現排寒的表現，就是流鼻水，如果流黃綠鼻涕，多是熱風外感，或者鼻竇炎。臨床以治療肺、脾、腎之虛損為主，補肺可以收鼻水、通鼻塞；健脾能夠鞏固小孩消化系統，穩定小孩體溫；補腎有助改善遺傳性敏感體質。鼻敏感的小朋友因為鼻塞，所以容易睡覺扯鼻鼾，從現代醫學看來，容易影響腦的含氧量下降，夢多，睡眠質量下降，自然會影響日間上學的精神，上堂也無神無氣，容易分心睡著。這是中醫氣虛濕困的表現，通常用一些補氣的藥，加上健脾祛濕的方劑，就可以改善流鼻水和多夢的症狀。

五歲男孩一進來診室就不停挖鼻屎，手指在鼻孔內蠕動，彷彿有異形 BB 準備破孔而出。他媽媽立刻叫停：「你唔好咁核突啦！」可是小孩是「聾的傳人」，媽媽的話左耳入、右耳出，還是不停挖鼻孔，我擔心小孩會把我的脈枕弄髒，難以清理。

小孩母親：這小孩有鼻敏感，而且黑眼圈很深，不知道內臟是否有問題？

柴醫：香港很多小孩有鼻敏感，除了是父母遺傳外，還有後天的因素，比如說嘆冷氣太多、感冒延治、濫用抗生素，導致呼吸道慢性疾病，例如氣管敏感、鼻敏感，這都是身體正氣不足，被風邪所侵發病。

小孩母親：你看他的黑眼圈，十足一隻小熊貓！

柴醫：鼻敏感又稱過敏性鼻炎，這些炎症會導致眼睛四周的靜脈循環不好，引起黑眼圈。從中醫角度，可稱為肺氣腎氣不足，透過宣肺補氣補腎可以改善。可以搓熱自己的手蓋在眼上，或者熱敷毛巾 10 分鐘，或者運動一下，黑眼圈會立刻減輕。

小孩母親：那麼小孩經常搓眼挖鼻，有甚麼辦法呢？

柴醫：這是中醫所說的有風，須驅風止癢，可以選用蟬蛻、防風、辛夷花、荊芥這些中藥內服。

小孩母親：那鼻敏感可以斷尾嗎？

柴醫：誘發鼻敏感的過敏因素包括有花粉、塵埃、霉菌、動物的體毛和寄生於家居床褥及家具的蟲等。到目前為止，仍未有可徹底清除這些物質或根治過敏的方法，但如果小朋友的體質可以逐步增強，多做運動，多游水跑步，自然可以改善敏感的症狀。

小孩母親：我經常給小朋友吃黨參北芪湯，可以嗎？

柴醫：你這小孩多動，舌脈偏熱，氣勝則為火，暫時不能飲，而且要遠離麥當當和肯叔叔。

·柴·醫·小·錦·囊·

現在小孩喜歡打機，上學放學補課練琴，佔用了每天大部分的時間，少了跑跑跳跳的運動，少了小孩應有的活潑，這樣小孩的氣就不夠，胃口也不好，不肯吃東西，體質就無法提升，脂肪多肌肉少，鼻敏感也就難以改善了。藝人方力申都有講：「日日運動身體好，男女老幼做得到。」今天開始做運動，體質今天就開始好。

1/3 小兒有鼻敏感

香港鼻敏感患者眾多,輕者無須服藥,如果症狀較重,西醫一般會給口服鼻敏感藥或者鼻敏感噴劑,而中醫則會開中藥,或者針灸。根據臨床體驗,針灸對鼻塞、流鼻水、打噴嚏都有不錯的療效。現代科研顯示,針灸的療效和西藥治療相若,適合使用噴劑後流鼻血或口服藥後感疲倦的患者。

鼻敏感有遺傳傾向,據統計,父親或母親有鼻敏感,子女患上的機會大約是 30%;如果父母二人均有鼻敏感,子女患上的機會則高達 70%。鼻敏感跟哮喘絕對有關,當鼻敏感流鼻水加重,往往可以導致氣管敏感,令哮喘病情惡化。因此中醫很重視平時對體質的鞏固,如果體質轉差,無論中西藥治療鼻敏感或哮喘,都會變得艱難。

一位英俊聰明的小朋友進來診室,婆婆說他最近脾氣差,而且成績退步了。

小朋友:不是,是你太煩喇!
柴醫:婆婆關心你,才會煩你,以後無人煩你就知味道。
婆婆:是啊,柴醫,我這個孫兒經常鼻塞、流鼻水。吃了西藥又
　　　疲倦,怎麼辦?
柴醫:他可以先服用中藥四星期,看看情況。

四個星期過後,天氣更加寒冷。小朋友依然容易鼻塞,偶然流鼻涕。

婆婆：柴醫，怎麼還不見效呢？這些藥會不會傷身體啊？

柴醫：放心，這些中藥很溫和，小孩是受了風寒，所以身體有一
　　　個排寒的過程，這個過程就是流鼻水。中藥可以幫助小朋
　　　友把寒氣排出，時間可長可短，視乎體內寒氣多少，加上
　　　最近天氣反覆轉冷，所以鼻敏感也會加重一點。

婆婆：知道了，那要不要針灸呢？

柴醫：小朋友，你怕針灸嗎？

小朋友：我不怕，我有練跆拳道呢！

柴醫：哈哈，那我就幫你針灸一個療程吧！

·柴·醫·小·錦·囊·

有時服藥無效不是中醫不濟，也不是中藥太
慢，而是疾病的發展趨勢，能坦誠和醫師溝
通，才減少誤會，才不用常換醫師，然後又
說這個不行那個不濟。最後你的病好了，那
位幸運醫師就是醫病尾的醫師，你當然可理
解為「好夾」，但在醫者看來，只是身體康
復需要一個過程而已。

| 針灸之後的鼻敏感小男孩 |

　　小男孩接受針灸治療鼻敏感大約四次後，婆婆終於帶著微笑前來診室。

婆婆：終於有點改善了，他現在鼻塞明顯改善了。

小孩：上幾次針完後，鼻子立刻不塞了，可是很快又打回原形。不過第四次以後，鼻子就明顯好了些。老師說課室空氣不流通，所以會加重鼻敏感，而且我「擤鼻」的聲音影響到她上課，希望醫師你把我的鼻子醫好。

柴醫：針灸調理身體必須有個過程，療效需要時間，有恆心必有回報。

小孩：為何針上面沒有藥，卻可以治病呢？

柴醫：雖然是一枝針，但透過刺激人體的穴位，可以調整體內的氣血陰陽，如果用現代化的醫學術語，就是改善免疫力和內分泌，增加機體消炎的速度。

婆婆：我也報了工聯會的針灸班，明天就上學了。

柴醫：真是難得，如果我有你的一頭白髮，相信病人一看見，病已經好了一半。學完不要亂幫親友針灸，知道嗎？

婆婆：知道啦，我只會當自己是白老鼠。對了，我幫隔壁陳太問的，有甚麼湯水適合現在的天氣和鼻敏感呢？

柴醫：煲點冬蟲夏草吧。

婆婆：柴醫，你別說笑了，現在野生蟲草貴過黃金，我買不起啦！

柴醫：那麼煲蟲草花吧，功效也類似，價錢仲好抵。

婆婆：你寫低界我啦，我老啦，冇記性。

柴醫：好吧，你拿著吧。

蟲草花補肺益腎湯

蟲草花：性質平和，不寒不燥，功效和冬蟲草有點類似，有滋肺補腎、抗衰老、鎮靜、降壓、提高身體免疫力等功效，對於絕大多數人來說，都可放心食用。

材料

（3 人份量）蟲草花 6 錢、淮山 1 両、杞子 5 錢、
無花果 5 粒、蜜棗 2 粒、豬腱 10 両

做法

1 先把鮮蟲草花浸 30 分鐘以上，汆水
2 無花果、淮山及杞子過水一次
3 豬腱汆水，加 14 碗水，
4 水滾放所有材料煲 3 個小時，落鹽調味即可飲用。

·柴·醫·小·錦·囊·

鼻敏感患者可接受一些中藥、針灸的療程，又可在每年的特定日子接受天灸治療，從而改善症狀。中醫文獻指天灸療法或會令敷治部位起水泡，所以每次治療限時不多於兩小時，未有病人有嚴重副作用。2010 年 7 月香港醫管局與香港大學中醫藥學院合作，招募約七百名哮喘患者參與治療，並進行正規科研以確認天灸療效，可見傳統療法漸受重視。

03

外感損傷「脾陽」食療增強體質

　　3歲小孩率性而為，快樂可以很簡單，互相追著跑，已經哈哈大笑，滿頭大汗。大仔小栗子本來也有點怕醜，如今到遊樂場玩，變得主動，與年齡相若的小孩一拍即合，互相追逐，樂在其中。本來我猶如貼身保鑣般，現在見他玩慣玩熟，便放膽讓他跌跌碰碰，這樣對大家都好，因為彎著腰追他，十分疲累。我試過一次卡住在小隧道，十分尷尬，幸好最後掙脫。

　　這個社會，一人一義，十人十義，性格不同意見各異，容易紛爭。看到杜汶澤先生的分享很有意思，引述如下：

　　「我哋只要仔細觀察自己個心，發現原來自己嘅諗法，每分每秒都會出現，可能有啲好醒，亦有啲好柒，甚至令人啼笑皆非！不過重點係，幻變不定。

　　咁即係話，其實其他人都同你一樣。

　　大家諗法一樣嗰陣，好自然就會走埋一齊，唔一樣，就自然分開。呢個現象，一般人會稱之為緣分。

所以無論朋友、愛侶、工作夥伴，任何一種關係，無論走埋一齊，又或者分開，都只不過係暫時性，無乜必要太大驚訝。

　　世事無常，可能令人失望，但同時亦代表有希望。

　　處之泰然，亦未必是一種冷漠。

　　不妨尊重下對方嘅決定，接受一下自己……

　　輕鬆啲，say 個 hi，say 個 bye 囉！」

　　與人相處不必太執著對錯，儘管知易行難，但每日提醒自己，總可做得更好，懷著慈悲心，便可看到更多歡樂的笑臉。

　　小栗子內心喜歡弟弟，可是當弟弟玩他的玩具，小栗子就會情緒激動，忘了禮讓，然後說：「一齊玩！」一手把玩具搶到手，十分霸氣！小孩子的性格天生，可是行為可以透過教導而改變，每當他大發雷霆時，就會手腳亂舞，似失控八爪魚，配合尖叫與眼淚。我們起初也十分煩惱，現在已習以為常，等他激動幾分鐘，氣勢減弱後，就上前安慰，說：「小栗子乖唔乖？」然後他說：「乖。」接著再問：「Daddy 錫番好唔好？」然後他含淚說：「好。」這基本是給他一個下台階，有時他知道自己扭計，也會講句：「Sorry Daddy，Sorry Mammy。」做父母的，心也甜了。

　　小番薯很喜歡看爸爸打球，望到眼定定，小栗子就喜歡我扮喪屍，兩個 BB 都喜歡畫畫，有時要開繪圖板給小栗子畫畫，因此大大影響了我寫稿與畫漫畫的進度。冇辦法，兩個小皇帝已經主導這個家。昨夜經過街市，有菜檔老闆和師奶講：「試試這個皇帝菜！」師奶回答：「冇用啊，屋企皇帝唔食！」柴醫經常逛街市，因為工人常會報大數，打斧頭，惟有自己去買些新鮮的菜。經過魚檔，有個阿婆買魚問：「幾錢？」魚檔老闆絕妙回答：「同你歲數一樣，28 ！」阿婆被氹到見牙唔見眼，我也佩服這個魚檔老闆，讓我在街市增長了不少智慧。

　　經過東風螺與花螺檔，我買了一斤，因為太太喜歡這個螺，我就是「煮螺記公園」的主角，問羅嬸（假名）：「煮幾多分鐘好？」羅嬸說：「8 分鐘吧！」後來我在網上查找，發覺只需要煮 4-5 分鐘，然後再問問 Facebook 大神，大家都說煮熟啲好，我就廣納諫言，決定煮 6 分鐘，希望不會肚痛生蟲。袁國勇說他從不食三文魚，因為猶如食大便。他現在是網路紅人，不少中醫都引用他的報導抽水，他近日提出香港醫生濫用抗生素的問題，只會令細菌更加惡。一般是小兒傷風感冒，處方抗生素最多，家長緊張，醫生想快些見效等等，令小孩體質容易變弱，因為抗生素會令身體腸道益菌也會減少。中醫認為會損傷「脾陽」，一旦脾陽受損，下次便會更容易受感染，再病再醫，越醫越病。因此，在感冒後，或者腸胃炎後，顧護脾胃十分重要，我介紹一個外感後小米南瓜山藥粥畀大家，唔係小米手機啊，大佬！

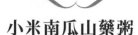

小米南瓜山藥粥

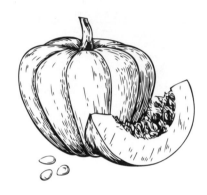

材料

小米 50g、南瓜 150 g、鮮淮山 50g

做法

❶ 南瓜去瓤，切小塊。

❷ 山藥洗淨搗碎，與小米同煮 20 分鐘，

❸ 加鹽調味。

功效

健脾止瀉，消食導滯。同時也適用於脾胃虛弱，消化不良。

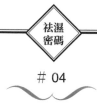

04

鱷魚肉蟲草花湯：助小兒遠離感冒

　　小栗子不知不覺已經到了讀 K3 的年齡。回想我小時候，四歲才開始上幼稚園，七歲才開始讀一年班。現在小栗子兩歲便開始學習，真的時代不同。一個小朋友越早接觸知識，是否越有助開發大腦，我不知道，我只知道從生活中學習最緊要。其實上學是生活的一部分，就算不回托兒所，一樣可以學習，只是和同齡的小朋友一起學習，是否更有趣？我認為答案是肯定的，三人行，必有我師。不同的小朋友各有特點，各有所長，小栗子通過上學，一定能慢慢地體會到學習的樂趣，其實上學就是唱歌、排隊、食茶點、做勞作、去廁所、搭校車。如果長期留在家，一定很怕醜，而且更黏媽媽，變成一個「裙腳仔」就不好了！

 ## 首日上學　哭訴惶恐

　　回憶起小栗子第一天上學，他放學後坐校車回家，一看到媽媽，立刻大喊，哭訴整天的惶恐，扁晒嘴，真是聞者傷心，聽者流淚。一回到家，他便累得睡著了。上學的第一天，小栗子整個人緊張到不得了，再加上不知道甚麼時候可以再見到媽媽，因而消耗了很多能量。

小栗子累得倒下，睡了一個多小時，然後醒了後就準備吃晚飯。他喜歡坐在我的大腿和爸爸媽媽一起享用晚餐，我知道這樣不好，把他寵壞了，養成了這個壞習慣，因此我奉勸各位家長不要這樣做，否則食晚飯會好唔得閒。我用 BB 湯勺餵他飲鱷魚肉蟲草花湯，當中加了南北杏、百合、淮山等藥材，這些可以幫助他舒緩氣管，預防感冒，因為上學很容易被同學傳染，打好個底，可以減低感冒的機會。雖然感冒在所難免，但當然越少越好，免得令一家人擔心。我一下一下地把湯餵給小栗子喝，他露出滿足的笑容，然後「哈」一聲，特意拉長尾音，我們都感覺到他鍾情這個湯，鮮甜的湯，哪有小孩喜歡食苦藥呢？還是食療溫和容易入口。

 ## 首次道歉　爸媽驚喜

　　突然間，小栗子在毫無預兆的情況下，手舞足蹈，「自High」起來，我的手被撞到，連湯也倒瀉在褲子上，他看到後知道是自己不小心，我望住他，小栗子無辜地說：「Sorry！」我和太太都感到很驚訝和驚喜，這是他第一次道歉啊！不知道是從哪兒學來，可能是工人教他，可能是學校老師教他，最近他的口頭禪是「Oh no！」和「Sorry」。家裡有了孩子，便充滿生氣，雖然有時小栗子的淘氣會讓人生氣，但有了他，的確熱鬧起來。隨著弟弟小番薯也出世，大家都在比較小栗子和小番薯，看誰更像爸爸，看誰性格像媽媽。小栗子沒有嫉妒小番薯弟弟，還

很疼弟弟，看到弟弟就說「嗯嗯未呀？」，意思就是大便了未啊，可能要換片喔！

晚上媽媽洗澡的時候，小栗子有時會大哭扭計，有時也情緒穩定，我讓他「kiss Daddy」， 他聽話 kiss 我，然後自己主動 kiss 工人，kiss 小番薯，然後跑去廁所門口，kiss 木門一下，代表 kiss 媽咪，然後再飛奔出大廳，重複做幾次。小栗子真的好喜歡練習，我覺得一個小朋友享受學習，樂於練習，敢於實習，能改陋習，將來必成大器。只要他能獨立，還能關懷身邊的人，就是報答父母的最佳禮物。

鱷魚肉可治咳嗽

中醫文化幾千年，有甚麼沒有食過？古代中國人已經對鱷魚肉有所認識。根據《本草綱目》的記載，「肉至補益，主治呼吸，足不立地，濕氣邪氣，諸它腹內，症瘕惡瘡。」明代李時珍已經指出，鱷魚有治療哮喘、咳嗽、風濕、身體虛損、心腹諸病的功效，何況是近代的人們呢？

但根據香港法例第 586 章《保護瀕危動植物物種條例》，鱷魚是受管制的瀕危動物。在香港，商店或零售商必須申領有效的許可證，才可進口或售賣鱷魚產品。泰國的鱷魚肉最靚，因為從養鱷魚、殺鱷魚、焙乾鱷魚的處理，泰國鱷魚養殖場都有嚴格的監管程序，保證每一個程序和運送過程都符合衛生指引。怎樣分正貨鱷魚肉呢？最容易就是聞味道，如果是巨蜥肉或者蛇肉冒充，會散發出陣陣腥臭味，如果是正貨，會散發肉香味。另外假貨較光身和偏黃色，正貨鱷魚肉較啞色、深褐色，功效方面，巨蜥肉較少食療功效，蛇肉是驅風除濕、醫筋骨痛；只有鱷魚肉比較能夠化痰止咳，輔助改善哮喘等呼吸道系統症狀。

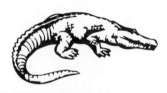

Chapter 5

05

若要小兒安
常帶三分飢與寒

常有人問我養生的方法，現代人營養過剩，肥仔越來越多。「若要小兒安，常帶三分飢與寒」這句俗語出自明代醫書《萬密齋》，說明了中醫主張小兒不宜過飽，成人與小孩一樣，每餐七成飽便可。若餐餐盡情大吃，肯定會食滯，消化不良，便會便秘腹瀉，脾胃不和，抵抗力便會變差容易生病。

三分寒是甚麼意思？小孩不宜穿得過暖，因為小孩容易出汗，如果穿衣過多，會引起感冒，俗稱焗親。小孩新陳代謝旺盛，肺脾腎常不足，心肝火旺，經常上呼吸道感染發炎，扁桃腺發炎等，體溫往往較熱，所以一般不太怕冷。

70% 以上的寶寶疾病都集中於呼吸道與消化道這兩大系統，原因正是家長對 BB 溺愛，太多食物，損傷脾胃；太多衣服，損害肺衞；太多玩具，損傷心靈。凡事有尺度，中庸不是平庸，眾生平等，一個人實在無必要霸佔過多的資源來安撫自己對未來的焦慮與不安。

有一種藥，叫保和丸，對脾胃食滯非常有效。保和丸是由元代名醫朱震亨的學生根據其學術經驗匯合而成，出自《丹溪心法》，方中包括：山楂、神曲、半夏、茯苓、陳皮、連翹、萊菔子（蘿蔔子）等藥物，功效為消食和胃，主治由於食癥引起的症狀。六成小孩的肚痛皆沒有明確病因，中醫辨證多屬脾虛氣滯，此時保和丸大派用場。當中有一味藥萊菔子，更有一段有趣的故事，話說清朝有個姓楊的富二代，十分淫賤，喜歡「叫雞」，偷了家中一千両銀，被老豆發現後罵個狗血淋頭，本身已經腎虛的 Mr. Yeung，精神受創後一病不起，臥床不起，請來醫師治病，認為大補元氣，每日食三錢人參。

誰不知越補越大禍，全身都生痰火核，其父十分焦急，準備白頭人送黑頭人（估計富二代 Mr. Yeung 十分多黑頭），後來請了清朝明醫葉天士，葉醫師一看就說：「準備定身後事？你重打他幾十大板都死唔去！」

土豪一聽覺得葉天士大言不慚，就說：「我呢個仔有病後，食人參都一千両銀，你如果醫得好他，我就再拿一千両銀畀你！」

葉天士耍手擰頭說：「咁多錢，比著其他人早就收咗，但錢對我嚟講，冇你諗得咁緊要，我都係醫人要緊。」講完就開了方，寫上一些清熱安神的普通中藥，然後又拿出一瓶私伙嘢，叫富二代一起服食。

Mr. Yeung 服食三日後可以講話，五日可以坐起身，一個月後便落床行得走得。葉天士看到 Mr. Yeung 康復得不錯，參加了土豪衰仔康復晚宴，葉天士飲了兩杯後，對土豪父親說道：「你個衰仔食一千両銀人參，差點冇命，食了我帶嘅藥粉就轉危為安，宜家點計先？」

土豪父親就說：「請葉神醫開個價嚟！」
葉天士說道：「起碼二千両銀！」

土豪父親面都青埋，雖則家財萬貫，但非常孤寒，如今被開天殺價，難以落台，惟有沉默是金。

葉天士突然哈哈大笑起來，熱烈地彈熱烈地唱：「**唔使驚，講笑啫，老老實實，我開嗰啲藥，其實是我用八文錢買嚟嘅蘿蔔籽（中藥名「萊菔子」）磨成粉而已。**」

大家 feel 到葉醫師只是酒後爆爛 gag，也一齊大笑起來，雖然笑聲好假好假，但療效卻是千真萬確。

中醫小兒推拿
改善 BB 體質

　　如果有一個方法能令 BB、細路天天有大便，有胃口，少些感冒，少些氣管敏感，不用吃藥，不用打針，就能改善體質，你說多好？原來人世間真有這種方法，就是中醫中的小兒推拿。小兒推拿源於中醫理論，以臟腑經絡為基礎，選用特定的推拿手法和技巧，因為 BB 皮膚嫩滑，很難想像用泰式按摩關節技巧，或者一些板腰 lock 頸等成人的推拿方法，因此了解小兒的生理結構，有助掌握推拿技巧。

 ## 掌心揉按治便結

　　我的兒子小栗子都試過便秘，一天多沒有大便，栗子媽媽便緊張起來，希望小栗子快些 bubu，每一位母親都特別疼愛自己的兒子，尤其是第一胎，簡直是心肝寶貝，太太問我：「食中藥得唔得？」不是不可以，而是還有更好的方法，就是不苦不痛的小兒推拿。我吩咐太太陪著小栗子，讓他躺下，然後我們各拿一邊手，在掌心揉按，然後邊教太太揉，說：「這叫運水入土，尾指是腎經，拇指是脾經，把腎水推入脾經，推而潤之，能治大便便結。」這個手法很簡單，掌心向上，揉按尾指到拇指 100 次。

接著，可以揉中脘，中脘穴在肚臍上三吋，有健脾和胃、消食和中的功效，其實就是圍著肚臍順時針揉按，力度均勻，不能太大，否則 BB 掙扎；卻又不能太輕，又癢又無效，而且揉中脘需要加點爽身粉，不然容易對 BB 皮膚造成不良摩擦。小栗子望著我們笑瞇瞇，似乎知道我們做的按摩肚仔是為了他好。如果 BB 真的天生怕老婆，特別怕癢，這時可以用摩腹的手法代替揉法。摩法主要用掌心，而揉法主要用手指，BB 的感覺會不同，摩法一般可以維持三至五分鐘。

扮蟹找天樞穴

到了最重要的時候，就是按天樞，我吩咐太太扮蟹，太太說：「甚麼扮蟹？」伸出兩根指頭，舉出 V 字手勢，就是扮蟹，哈哈！嬰兒的天樞穴位於肚臍兩旁，《針灸甲乙經》：「俠臍兩旁各二寸，陷者中。」我在南京進修的時候，兒科教授特別推介這個按法，說非常有效。按這個穴，BB 會有反應，一般能按一分鐘，已經達到效果。整個小兒推拿過程一般 15 到 20 分鐘，在家自己按千萬不能敷衍，否則無效。我心中默唸：不能丟了老祖宗的面子，也枉我交了昂貴的學費，這次要向栗子媽媽展示一下中醫的博大精深，而且是立竿見影嘅隻！

「螞蟻上樹」捏督脈

　　最後，我使出一招「螞蟻上樹」，其實就是捏脊，捏脊的操作——用雙手的拇指指腹，與食指、中指、無名指三指的指腹對應用力，捏住小兒脊柱兩側肌肉，拇指在後，另三指在前，三指向後捻動，拇指向前推動，每捏一次，向上推移一點。（操作時同樣要用爽身粉，這時栗子媽媽炫耀自己買的爽身粉是有機爽身粉，不含化學物質，我惟有勉強地畀個 Like 佢。）捏脊從尾骶骨處開始，和緩地向上推移，至頸後枕部為止。有甚麼好處呢？脊背是人體的一個重要部位，可以說是人體的生命之樹。從經絡方面看，脊背正中間是督脈，督就是「都督」、「總督」的意思，督脈就是總督全身陽氣的一條經脈。

　　完成推拿三個小時後，小栗子終於面紅了，為甚麼？因為在用力便便呢！這時候，栗子媽媽很滿意這次的小兒推拿療效，說以後多些幫 BB 按，叫我不要偷懶，我興奮得講了句英文：「Shit! No problem, baby massage, just do it!」

07

中醫教你治
小兒夢遊

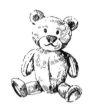

　　根據夢遊症的流行病學統計，夢遊發生率約佔一般人口的 1% 至 6%，男多於女，小兒多於成人，25% 的兒童曾出現夢遊，成年人大約有 1.6 % 至 2.4% 出現夢遊，常有家族史。夢遊症多發生於睡眠最初的兩至三小時內，會持續時間，一般 5 至 30 分鐘，發作後有可能意識轉為清醒，也可能繼續入睡。發病時腦的活動呈不完全覺醒狀，處於一種意識朦朧狀態。

　　研究統計分析，隨著年齡的增長，夢遊情形一般會自動消失，推測夢遊症很有可能和大腦皮質的發育遲緩有關。至於造成夢遊症的成因，醫學界認為和遺傳及心理因素有密切關係。胡里奧（Julio）等人展開研究，發現 HLA-DQB1 基因在夢遊

患者中有 35% 為陽性，而普通人則只有 13% 為陽性，由此推論 HLA-DQB1 基因可能和夢遊行為有關連。除此以外，睡眠不足者出現夢遊比例，明顯較睡眠充足者為高，少部分人服用安眠藥後，或者會增加夢遊的發生率。

·柴·醫·小·錦·囊·

應該叫醒夢遊的人嗎？

叫醒夢遊的小孩沒有問題，醒了也不會有健康問題，可能表現出有些懵懂，或者不安，大多情況，夢遊者眼睛是半開或全睜開的，他們走路姿勢與平時一樣。

一般人還認為夢遊者極度大膽，做一些平時不敢做的驚險行為，其實夢遊者很少做越出常規的事，夢遊時也極少打人或自殘。當然，夢遊者有時由於注意力分散，偶爾會跌倒碰傷，所以在安全的情況下可以叫醒夢遊者，以免身體碰傷。

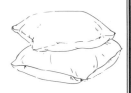

08

少少懶、開學食乜好？

八月尾開學在即，暑假快將完結，很多學童在暑假的時候會夜睡、遲起床，在暑假旅遊也吃了不少煎炸、油膩和生冷的食物，脾胃容易虛損，形成脾虛有濕，鬱久化熱，整個人會濕氣增加，變得懶惰，或會影響新學期的學習表現。

如何讓學童儘早適應新學期呢？應該在開學前兩星期，逐步調節休息時間，改掉夜睡習慣，多注意飲食，不要因為天熱而過量食生冷東西，例如雪糕、甜食等。

幼童、小學生的體質特點有其特殊性，生機蓬勃、發育迅速、臟腑嬌嫩、形氣未充，即「稚陰稚陽」之體。「陰」是指體內精血津液等物質，「陽」是指體內臟腑的各種生理功能與活動，「稚陰稚陽」說明兒童無論在物質基礎與功能活動上，都是幼稚和不完善的。

兒童主要有三方面的不足。一是肺常不足，容易感冒咳嗽；二是脾常不足，主要是消化不良、肚痛，後天不足，導致偏肥或偏瘦；三是腎常虛，由於兒童生長發育未完成，所以氣血未充，抗病能力略不足。

在我平日診療的過程中，父母都比較緊張子女的健康，尤其是體重，如果太矮、或者太瘦，就會擔心是否生蟲或者營養不良。

曾經有一位小孩不吃菜，有偏食習慣，這樣就會形成便秘，大便很硬，有時會令肛門出現肛裂。媽媽就說八歲的兒子甚麼菜都不吃，我就問：「小朋友，點解你乜菜都唔肯食啊？」小朋友反應很快：「因為阿媽整啲菜好難食。」我一方面鼓勵這位母親改善廚藝，另一方面叫小孩自己不要吃太多零食，否則影響正餐的胃口，也要體諒媽媽家務繁重，有時不要要求太高。小孩子邊聽邊納悶，似乎聽不入耳，然後突然靈機一觸：「我想起我鍾意食乜菜啦！我鍾意食四洲紫菜！」對小孩來說，零食是家長的天敵，每個家長都不想子女食太多無益的零食，可是偏偏每個小孩都有一段反叛時期，你越不給他們吃，他們就越偷偷的吃。

那中醫有沒有甚麼方法改善小孩偏瘦、偏食的食療呢？現在介紹幾款給各位家長。

神曲健脾粥

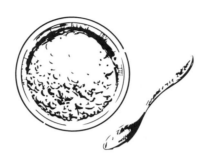

材料

芡實粉、神曲 15g，粳米 25g

做法

藥材各 15 克，蜜棗 2 粒，肉 200-250 克。
煲 3 小時即可。

功效

健脾益胃，適宜消化不良兒童。

小貼士

此粥宜溫熱食用

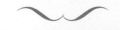

蓮子芡實排骨湯

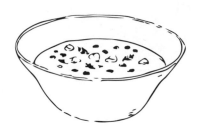

材料

淮山30g、蓮子30g、芡實30g、生薑3片、
紅棗6粒、排骨半斤，蜜棗3粒
（可用8粒無花果代替）

做法

❶ 排骨汆水，其餘材料浸洗，
❷ 將全部材料放入煲內，用8碗水煮約2至3小時。

小貼士

此粥宜溫熱食用

葡萄汁

　　葡萄味甘、微酸、性平，能補肝腎，益氣血，新鮮葡萄生津止渴。主要成分為葡萄糖、果糖、多種氨基酸、胡蘿蔔素、鈣、鉀、磷、鐵及維生素 B1、維生素 B2、維生素 B6、維生素 C 等。此汁適合那些較同齡明顯瘦小的患兒，面色萎黃，頭髮稀少。此汁飲用要求不嚴格，最好一天飲用一次，而且要長期服用，方能收效。

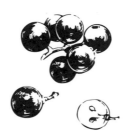

材料

新鮮葡萄十數粒

做法

1 將葡萄洗淨，瀝乾水分，

2 用乾淨紗布包好再絞擠出汁飲用。

番茄汁

　　番茄甘酸微寒，有生津止渴、健胃消食之功效，並含有糖類、酸類、礦物質及維生素等多種營養素。每次服飲 50-100 毫升，日服 2-3 次，可治療因胃陰不足、發熱後嬰幼兒厭食症。

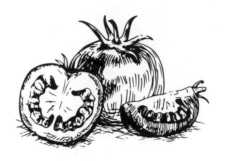

材料

番茄數個

做法

① 將新鮮番茄洗淨，入沸水中泡 5 分鐘，

② 取出剝去皮，包在乾淨的紗布內用力絞擠，

③ 濾出汁液，即可食用。此汁不宜放糖。

特點

新鮮、清香、略有甜味

09

手足口病來襲，家長冇有怕！

最近臨床多了小兒手足口病毒的感染個案，這是一種常見的兒科常見傳染病，通常發病年齡為兩歲至五歲。由於患者會出現發燒，口腔、手足都有疱診等症狀，所以手足口病和猩紅熱、玫瑰疹、水痘等一旦出現，都會令家長較為關注，甚至驚惶失措。一般西醫治療，會在發病前期，發燒就開退燒藥，手足口腔出疹後以抗病毒為主要治療；中醫則根據患者的具體情況，辨證施治。這個病雖比普通傷風較為嚴重，但多數癒後良好，因為這個病也是自限性疾病；簡單來說，就是會自行痊癒，甚少發生嚴重併發症。根據本港衞生署資料，2012 年有十五個案例，死亡兩例；2013 年則有八宗嚴重併發症案例，零死亡個案。

手足口病屬於時疫、溫病、濕溫的範疇，中醫主要會分三期論治：

前驅期：與一般傷風感冒無異

常有發燒、怕冷、咳嗽、流鼻水或腹瀉等症狀，即與一般傷風感冒無分別。此時無法確定是否手足口病，就算是華陀再世，也只能按一般風熱感冒或溫病來治療，常用方有銀翹散、桑菊飲、小青龍湯、桂枝湯，不外乎是一些外感常用方劑。

發疹期：手足口現疱疹

到了第二階段，口腔或手或足會出現疱疹，尤其是口舌生瘡，甚多痱滋，以致怕痛影響進食。不懂說話的小孩會常指著自己的口腔，表示不適，而成人的手足口病症狀往往比兒童更嚴重。臨床上我見過病人在「吊鐘」位置四周，有超過十粒痱滋，真係睇到都覺得痛！發疹期間，患兒多煩躁不安、暴躁，這時極需要母親的安撫，整天都要母親陪伴，疲倦、不肯進食，便秘或者腹瀉，這時可進食流質食物，例如人奶、鮮奶、粥水、蘋果雪梨湯、馬蹄茅根龍脷葉湯等，適量的補充電解質亦非常重要，因為腹瀉比發燒的傷害更大，腹瀉可引起小兒脫水休克，嚴重者可致死亡。

發燒「燒壞腦」則是江湖傳聞，實質是病毒感染引起的腦膜炎而致的腦損害，而不是 40 度的高燒燒壞了人腦。試想想，我們泡在 40 度的溫泉水，會否燒壞腦？治療方法，中醫並非所有患者都使用同一條方，如果某師奶同你講某雜誌導演聽某名老中醫醫好某個小朋友的手足口，由於非常多的某某某某，這條方未必適合你的寶貝仔。我相信沒有家長想成為白老鼠，以身試藥，除非血液裡面流著小神農氏 DNA，擁有不犧牲不安樂的偉大情操。

口舌生瘡，可以在黏膜，可以是舌面舌底，也可以是咽喉位置。

發疹期的治療方法：主要看濕熱的程度，有人濕重，有人熱重，有人濕熱並重。常用藥包括：野菊花、紫草、蟬蛻、黃芩、車前子、防風、板藍根、升麻、葛根、滑石、生甘草等，主要是疏散風熱、托毒外出，否則疹出不暢，再患上手足口病毒的機會較高，這可能與免疫產生的抗體數量不足有關。

恢復期：中醫重健脾

西醫雖常說預防勝於治療，但當患者沒有症狀，疱疹漸退，這時往往吩咐患者回家休息，慢慢恢復正常飲食，最多開些維他命，可以做的很有限。這時，中醫在溫病後期的熱後陰傷，大有作為，患者疲累、口渴納差，這是脾氣虛，而且咽喉疱疹導致難以進食，分分鐘輕了幾磅。此時服健脾藥，可以加速患者脾胃恢復，預防其他傳染病，甚至可以加速殺毒，因為腸胃道的手足口病毒可存活數星期；只是香港小朋友讀書緊張，實際放病假天數，一般都是七天至十天，絕少超過十四日。這個病一般頭七日傳染性較高，但為了殺滅餘孽，要吃中藥如保和丸等，因為腹瀉後的代償性便秘，可以吃保和丸改善，當中的山楂也可以促進胃酸，改善食慾。

在此介紹兩款湯水。第一款鱷魚肉無花果川貝湯，是恢復期咳嗽未清時飲用；第二款是淮山栗子健脾湯，建議在恢復期飲用。

鱷魚肉無花果川貝湯

(3-4 人份量)

材料

鱷魚肉乾 80g（約 2 両）、原色川貝 6g、
南北杏共 20g、百合 20g、陳皮 1 角、無花果 6 粒。

備料

西施骨（1 斤）、豬腱（半斤）、鹽（適量）

做法

1. 無花果、南北杏、百合以清水浸一小時，洗淨待用。
2. 陳皮去囊洗淨備用。
3. 鱷魚肉乾剪成小塊，原色川貝洗淨。
4. 西施骨汆水、瘦肉汆水，留用。
5. 將以上材料放入燉盅內，注入適量熱水，隔水燉約三小時，鹽調味即可。

功效

益氣強肺、止咳化痰

適合

肺虛、咳嗽有痰、敏感咳嗽、手足口病後

淮山栗子健脾湯

（3-4 人份量）

材料

鮮鐵棍淮山 60g、紅蘿蔔一條、
栗子 40g、排骨 600g

做法

1 先把栗子去殼

2 鮮淮山切片、紅蘿蔔洗淨去皮

3 排骨斬件汆水

4 所有材料後加水煲滾

5 轉細火煲至兩小時

6 可加少許天然鹽作調味

7 飲用時可大火再煲 10 分鐘，味道更香濃。

功效

健脾補氣、養陰清熱

適合

脾虛、消化不良、手足口病後

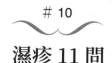

濕疹 11 問

─────── ① ───────

問： 濕疹、異位性皮炎、奶癬、頭泥、濕瘡、四彎風、接觸性皮炎、主婦手，這些是否同一類病？

答： 濕疹是一組皮膚疾病的統稱，有以下六個特性：病因複雜、多形皮損、瘙癢、對稱發作、滲出傾向、反覆發作。有時病因未明，可暫時診斷為濕疹，如果手部濕疹確定為接觸性皮炎，就可以更準確診斷。要是小孩手肘、膕窩出現皮疹，可稱為異位性皮炎，有一定遺傳傾向，中醫也叫做四彎風。嬰兒頭泥也叫做脂溢性皮炎，主婦手即接觸性刺激性皮炎，多與接觸水與清潔劑有關。中醫把濕疹稱為「濕瘡」，古代也叫「浸淫瘡」、「黃水病」。很多媽媽不明白「奶癬」這個稱謂，以為是真菌體癬，其實歷代「癬」這個字，一直以來都不止是真菌感染，奶癬即嬰兒臉部四周的濕疹。

問： 餵母乳是否比奶粉更好？

答： 美國兒科醫學會的最新報告表明，若嬰兒出生後能持續以
全母乳餵哺最少三個月，能減低出現氣喘的機會；餵哺最
少四個月，則能降低出現紅疹或對牛奶敏感的風險。一般
中醫認為人奶較易消化，可增強 BB 抵抗力，但不保證每一
個喝人奶的 BB 一定可減輕濕疹，少數濕疹 BB 停人奶後，
反而濕疹減輕，這與母親體質有關，與其母親喜食辛辣、
海鮮、燥熱食物或者有關。

③

問： 外塗紫雲膏是否一定能夠改善濕疹？

答： 濕疹有一個發作過程，體內有濕，發於肌表，搔癢搔到滲
出，結痂脫皮，色素沉著。如果在滲出階段，肌表溫度偏
高，此時外塗油膏，會阻礙散熱，有機會更加痕癢。油膏
比較適合慢性濕疹階段，滲出不明顯時使用，當皮膚有傷
口時，更加要小心使用油膏。如果油膏裡面有冰片等刺激
性藥物，個別小孩可引起更嚴重的皮損。

―――――――――― ④ ――――――――――

問： 濕疹小孩可否游水？

答： 室內泳池有氯氣消毒，可刺激皮膚加重濕疹，到泳灘游水較好，因海水有一定抑菌作用，但長時間暴曬，又可能加重濕疹，故建議不時在陰涼地方休息，避免暴曬。

―――――――――― ⑤ ――――――――――

問： 濕疹小孩是否應該天天洗澡？

答： 一般情況下可以每天洗澡，特別是香港濕熱的天氣，皮膚較容易滋生細菌，每天清洗可以減少表皮致敏原。但過度清潔，例如洗澡時間超過 10 分鐘，或者洗澡次數過多，可減少皮膚脂膜，影響皮膚抵抗力。另外，也不可用太熱的水洗澡，這是不良刺激，用冰塊、冰袋敷搔癢處，也是不良刺激，不建議使用。

(6)

問： 濕疹小孩的瘙癢有甚麼方法止癢？

答： 可以用拍打方式代替搔抓，另外要剪指甲，或者戴透氣手套，因為濕疹可以越搔越多皮損。

(7)

問： 濕疹小孩是否有需要做敏感原測試？

答： 中醫不反對做敏感原測試，最新血液測試只須抽 0.1 毫升血液便可作測試，減少痛楚。不過測試結果不一定能夠避免，例如塵蟎屬於避無可避，除非搬去離島居住。傳統中醫治療也不一定要知道敏感原才治療，主要通過矯正體內陰陽氣血平衡，讓正氣存內，邪不可干。這裡的邪，就是敏感原。臨床醫師也比較重視日常觀察，如果敏感原測試顯示小孩對蝦蟹蛋無敏感，但日常進食後，濕疹有明顯加重，我們仍相信小孩對這些食物有敏感反應，不會盡信化驗報告。

問： 濕疹小孩是否不能吃海鮮？

答： 一般濕疹小孩對複雜蛋白敏感，例如蝦、蟹。一般魚類，可以逐少試食，牛肉、雞蛋也可以試食。急性濕發作時，要戒蝦蟹牛蛋。戒口並不保證濕疹好轉，因為濕疹發作涉及遺傳、天氣改變、外感（感冒、鼻敏感）、飲食（海鮮、基因改造食物、添加劑）、環境因素等，所以還是要做好心理準備需長期護理，必要時服藥、塗藥膏。如果可以，多用中藥藥膏控制，儘量避免使用類固醇，當中藥無法控制皮損，可以適量使用類固醇，但不能突然停藥，或者錯用高濃度類固醇塗臉部、乳頭或下陰等，建議依照醫生指示用藥，不要自行到藥房買類固醇藥膏，聽到別人有效又去買。

問： 可否用芫茜水外洗減輕濕疹？

答： 一試無妨，但不一定能夠改善痕癢與皮疹，臨床不少家長反映，一洗反而病情加重，所以這些外洗偏方，都是有些人好轉，有些人效果不理想。中醫認為還是要從脾胃著手，清除體內濕氣最重要，從內除濕，皮膚外面就要保濕。

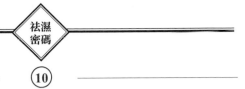
⑩

問： 為何現在這麼多人濕疹？

答： 越發達的城市越多人濕疹，兒童發病率也比較高。異位性濕疹在
發達國家的兒童發病率可高達 20%，成人約為 2% 至 5%。近年，
無論是發達國家和發展中的國家，患病率都有上升的趨勢。這與
食物添加劑、基因改造食物、精製加工食品、空氣污染、人多車
多有關，所以治療濕疹與政府的環保政策、食物加工監管也有一
定關係。個人層面，就要多食天然食物，注意個人衛生，但也不
能矯枉過正，例如過度頻繁洗手，這樣是過度護理，反而有機會
增加手部生濕疹機會。

⑪

問： 濕疹有冇方法斷尾？

答： 每種病都有輕重，一些輕度濕疹，經過治療護理，臨床可以康復，
達到「斷尾」效果。不過體內的一些濕疹基因無法改變，日後有
機會接觸致敏原而復發。一些中度或嚴重的濕疹患者，若果放棄
治療，有機會併發感染，輕則毛囊炎，重則大範圍皮膚感染，例
如金黃葡萄球菌，紅腫含膿，必須治以清熱解毒，否則感染真皮
層，可留疤痕。另外有些患者突然停用類固醇，可誘發全身皮膚
發紅，誘發紅皮病，這時要留意全身症狀，例如有沒有發燒，胃
口是否正常，是否發冷等。最嚴重可以感染細菌，發生敗血症，
導致器官衰竭，當然臨床上非常少見。不過，總的來說，濕疹平
時要多保濕，發作時要用藥，包括外用藥膏，內服中藥（止癢祛
風、安神清熱、解毒祛濕），有醫總好過唔醫。

濕疹剋星紫雲膏

　　冬季天氣反覆，是濕疹加重的季節，現代醫學認為濕疹是遺傳病，你有了濕疹體質，遇到誘發因子就會發病，外塗含類固醇藥膏，療效是肯定的，可是有副作用，所以不少患者會向中醫求診，希望能減少搔癢，控制皮損。

化妝師女病人 R 小姐，最近臉部出現紅色一撻撻！

醫師：癢嗎？

R 小姐：很癢啊，還有些一粒粒的紅疹，兩邊面都有。

醫師：濕疹是多型皮膚損壞，呈對稱發作，瘙癢難耐。有些人甚至搔至流血才肯罷休。

R 小姐：真是很難忍，點算啊？

醫師：你試試用紫雲膏吧，是我自製的，當中有當歸、紫草、金銀花和冰片，可潤膚、鎖水、促進角質增生。

R 小姐：可以醫暗瘡嗎？

醫師：可用來醫暗瘡印，但油膏對粉刺暗瘡無幫助。

R 小姐：可否另外配合用潤膚霜？

醫師：可以的，皮膚的油水比例，最好是 1:1.5，潤膚霜可補水，紫雲膏可補油，這層保護膜可以減少外界對皮損的刺激。

　　外塗紫雲膏並非越厚越好，太厚會影響皮膚散熱，形成刺激，薄薄地塗一層，多塗幾次更好。

　　濕疹這個病,不單是一個皮膚病,還是一個臟腑失調的病,所謂「有諸內、形諸外」,服食中藥把內臟調理好,濕疹便會減輕。上文提到的婚宴化妝師的 R 小姐濕疹發作,我開了些中藥和處方紫雲膏,她笑臉迎人來覆診。

R 小姐:醫師,紫雲膏真係 work !

醫師:哈哈,這藥膏有助消炎止癢,根據經驗,超過一半的患者都有明顯的改善。

R 小姐:我可否在家自製送給我的朋友啊?

醫師:可以,材料有當歸 80g,紫草 80g,金銀花 30g,冰片 20g,橄欖油 1000ml,蜜蠟 100g。首先,把當歸切小片,紫草、金銀花放在橄欖油浸 7 至 10 天。然後把橄欖油及材料煮 8 至 10 分鐘。接著隔渣,放入蜜蠟,拌勻。用溫度計量到橄欖油到攝氏 60 度時,放入冰片。最後,把弄好的紫雲油倒入藥瓶,待涼,約半小時完成。

R 小姐:有甚麼人不適合塗紫雲膏?

醫師:大肚婆和 G6PD 缺乏症患者不宜自製及使用紫雲膏。另外,有滲液傾向的濕疹患者都不應外塗油膏或紫雲膏,可用五六塊消毒紗布包住滲液的地方,等收了水,再使用紫雲膏。外塗了紫雲膏後,不宜運動,因油膏不利散熱,如果出汗,會令身體痕癢加劇。

　　紫雲膏其他適應症:脫屑型主婦手、唇炎唇瘡、內外痔、肛裂、燙傷、燒傷、昆蟲咬傷等,功效全面!

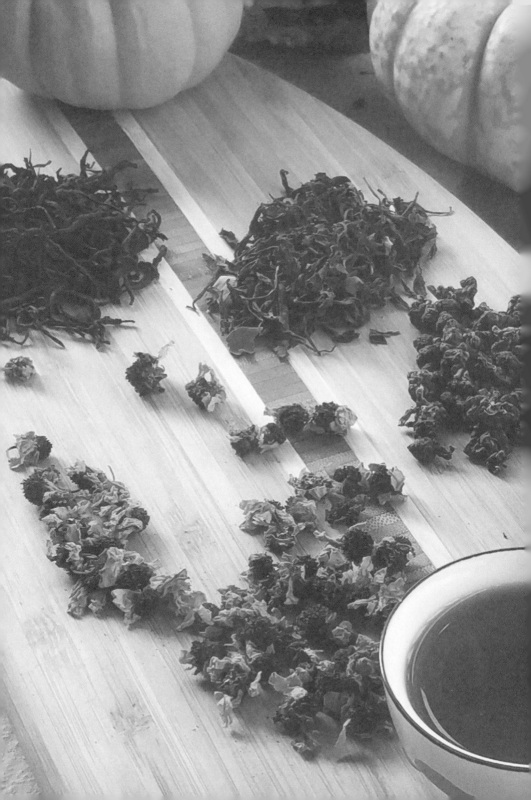

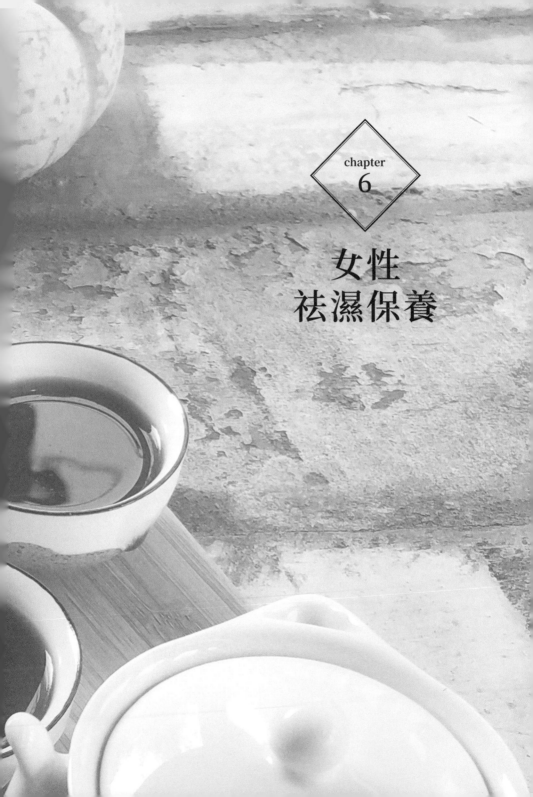

chapter
6

女性
祛濕保養

| 多啲放狗 |

女披唇：柴醫，我想減肥，但膝頭哥退化跑唔到。
柴醫：你有養狗，多啲去放狗囉……
女披唇：平時工人幫我放狗，睇嚟以後自己放好啲。
柴醫：一次放一個鐘先夠，我再開啲補氣健脾嘅藥畀
　　　你，等你放狗耐力好啲！
女披唇：多謝你啊柴醫。😍
一星期後覆診。
柴醫：點啊，有冇瘦到？
女披唇：有啊！隻狗瘦咗！😂😂
柴醫：😄😄😄

| 我無食白粉 |

柴醫曾有幸實習時跟隨廣州梁直英教授診症，幫一位
濕溫病人看病。
梁教授：嗱，呢條係白粉苔啦。
男披唇聽到一半：白粉？我冇食白粉啊！我真係冇食
　　　　　　　　白粉！
梁教授：定啲嚟，唔係話你食白粉！
柴醫：好厚的苔，白粉苔有甚麼特別？
梁教授：苔如積粉，濕邪與熱毒相結合的苔。
柴醫：明！（其實唔明）

祛濕
密碼

01

為何濕氣重的人
容易有黑眼圈？

如何改善黑眼圈？

隨著電子產品與網絡遊戲的興起，大家很多時間都會接觸屏幕，夜睡的習慣也越來越普遍。夜睡導致黑眼圈問題也很常見，黑眼圈讓人看起來沒有精神、蒼老，現代醫學又如何看待黑眼圈呢？現代醫學認為黑眼圈是由多種因素引起，包括：遺傳因素、真皮黑色素沉積、繼發於過敏或異位性皮炎的炎症後色素沉著、眼下水腫、過敏性鼻炎等。

「柴醫，我自從做了社工後，經常輔導邊青，晚上常常出動與他們聊天。久而久之，幾年來便養成了夜睡的習慣，加上工作壓力大，所以也會打打網絡遊戲減壓，工作也常用電話看屏幕，加上本身有鼻敏感，所以黑眼圈越來越嚴重。另外，我也有行山習慣，不知會否曬到個黑眼圈更厲害？我雖然只有 26 歲，但就像 36 歲一樣，蒼老了不少，柴醫你說怎麼辦？」

經了解後，發覺這位女病人有鼻敏感，所以眼周圍的血液循環也不太好，所以看到一些青青藍藍紫紫循環不好的靜脈，形成了血管型的黑眼圈。加上這位社工有行山習慣，眼周的皮膚會

容易色素沉著，皮膚基底部的血液循環不好，帶走黑色素也會較慢，因此，她也會有一點色素型黑眼圈。換言之，她的黑眼圈屬於混合型。

中醫稱黑眼圈為「黧眼」，就是指眼瞼四周皮膚出現黯黑色的情況，成因很多時與肝鬱、腎虛及外感、鼻敏感等有關。有個偏方叫「碌雞蛋」，原來亦能減輕因傷風感冒或鼻敏感所引起的黑眼圈；因為血管型的黑眼圈可以透過熱力改善循環，從而改善黑眼圈情況。這類型的黑眼圈也可以嘗試艾灸、熱敷改善，通常跑完步、洗完熱水浴也會覺得黑眼圈好轉。平時應該積極治療鼻敏感，鼻炎改善，黑眼圈自然也會隨之改善。

黃褐色的黑眼圈與青色黑眼圈，是否黃色就要健脾，青色就要疏肝？很多人知道五行中，黃色對應脾，青色對應肝，黑色對應腎，其實我們的皮膚是半透明的，而且我們是黃種人，所以正常皮膚應該隱隱帶紅黃。如果皮膚色素深，就會暗黃，如果見到青色、紫色、黑色，多是不同深淺的靜脈顏色。而且我們大多數的人都是混合型的黑眼圈，所以不會只是健脾、只是疏肝，處方用藥，一般有不同比例的健脾、疏肝、補腎的藥，只是各有側重。除了服藥治療，還須透過調整自己的生活習慣，再加上按摩穴位，改善眼周循環，相信一定有所改善。

> **按摩穴位：太陽穴、四白穴、迎香穴**

為甚麼我們會有眼袋？

很多人分不清臥蠶和眼袋，其實好看的就是臥蠶，難看的
就是眼袋，可以看看下面圖片的定位。

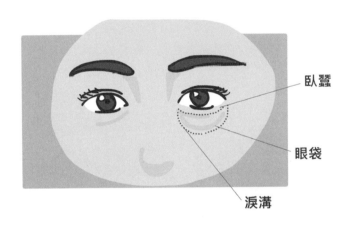

披唇：柴醫，我眼下面有兩條冬蟲草越來越肥，點算？

柴醫：哈哈，你的形容真有創意，這是臥蠶加眼袋。如果一個人
老了、肥了，加上捱夜、水腫等，就會容易令眼袋現形。

披唇：我係水腫，唔係肥。救救我，可否用茶包敷眼袋？

柴醫：茶葉中所溶解出的色素，如果長時間與皮膚接觸，可能會
增加眼周皮膚色素沉著，因此我不建議用茶包敷眼。你可
以試吓用維生素 E 乳膏加點蜂蜜，敷在眼周，幫助加快血
液循環，加快肌膚的新陳代謝，蜂蜜亦有很不錯的滋潤肌
膚作用，可軟化肌膚的角質。

披唇：但我每天都夜睡，是否傷肝？

柴醫：當然傷肝，我幫你救火，你就不停點火，病點會好？你要好好愛惜自己，足夠休息多點運動，再配合面部的針灸，一定更容光煥發、眼袋變小。

披唇：面部針灸需要多少針？痛嗎？

柴醫：面部針灸一般 10-20 針，因為很幼細，所以痛感不明顯，也很少刺到小血管，面部出現瘀青比較尷尬，因此醫師會儘量避免。

眼袋主要有以下三種：

· **脾虛型眼袋**

中醫認為脾主運化水液，如果脾胃功能差，就會導致體內水濕停留，下眼瞼鬆弛，形成眼袋，特別是早上起床十分明顯。

· **肝鬱型眼袋**

中醫認為肝藏血、肝主疏泄，肝開竅於目。肝的問題全展現在雙眼四周，若肝氣鬱結，阻礙氣機，就會容易形成眼袋。

· **腎虛型眼袋**

腎主水，腎虛會導致體液代謝障礙，腎氣不足，日久導致氣血不暢，出現眼袋。肌膚如果長期缺水，容易失去彈性，變得鬆弛，導致眼袋情況加重。

針對以上不同類型的眼袋，中醫會處方健脾、疏肝、補腎中藥，配合面部的毫針，改善氣血經絡運行，也能刺激皮膚下的膠原蛋白增生，讓皮膚更有彈性，有一定的回春效果，能夠緊緻皮膚、減少細紋、淡化色斑。針對色斑，如果經濟上允許，可以向皮膚科醫生請教 pico ray（皮秒鐳射），這是比較新的技術，能有效減淡色斑。

由內到外 消滅體臭

早前經常聽到「涼薄」這個詞語，除了市民不滿政府，女兒不滿母親，整個社會都肝鬱，需要良醫把脈。身體肝鬱可以服逍遙散，社會肝鬱又可服甚麼？

無論如何，上街的市民也好，行街的港女也好，夏天都需要一件涼薄的外衣，避免中暑。如果是女性，我建議穿白色雞翼袖，美女則可選擇背心。剃除腋下的一片雜草，更有助散熱，增加自信。

不過天時暑熱，出汗在所難免，地鐵裡更加出現很多「狐仙」，導致「仙」樂飄飄處處「聞」。如果你長得特別矮小，鼻子剛好對正其他人的薩拉「熱窩」，無論你是羅密歐還是茱麗葉，恐怕都會毒發身亡！話說回來，怎樣可以改善體臭、降低被控告謀殺的機會呢？就要從體臭的種類和原因入手。我們先從傳統中醫學了解一下。

中醫認為體臭問題與內在及外在因素有關。內在因素指由於體內氣血不和，導致毛孔排出濁氣。平時若常吃辛辣、肥膩、濃鹹等刺激性食物，會令氣血運行不暢通，就像河流阻滯，積累細菌。好似我潮州鄉下的小溪，臭到冇人有。以前有人洗澡、洗衣服，現在連站在旁邊小便都不可以，全因惡臭難當。

中醫講望聞問切，其中的聞包括聞到患者的體味，例如口臭人士、嗜煙者、重症糖尿患者、香港腳、腎病患者、慢性咽喉炎病患等，都會散發出不同的氣味。中醫可以透過鼻子協助診斷辨證。講完內因，還有外因，指身體受濕熱之毒的影響。當身體受真菌或細菌所感染，體臭便無所遁形，臭上加臭。大家亦不容忽視遺傳因素，如果父母患有體臭，子女亦較大機會遺傳體臭問題。

體臭主要出現於肝膽經脈運行的區域，如腋窩、陰部、乳頭、乳暈等。除此之外，某些病患者亦會長期受體臭的困擾。以糖尿病患者為例，如果病情控制得不好，身體表面便會散發酮味，即一種類似爛蘋果的氣味。

清淡飲食減少體味

所謂「病從口入」，對於一些常吃咖喱、蒜頭、濃味等刺激性食物人士，更有機會惹上「臭從口入」之嫌。中醫認為汗出發臭是肝膽濕熱、脾胃濁滯的表現；而刺激性食物令體內更為熱氣，誘發毛孔排汗更多。這類食物有機會減低皮膚抗禦真菌的能力，真菌滋生速度更快，與汗水混合後，便產生體味。

如果想減低體臭，飲食方面應避免暴飲暴食、酗酒，還應少吃高糖、肥膩、太鹹太辣、不新鮮的海產等刺激汗腺的食物。平時應多吃瓜果蔬菜，有益食品包括雪梨、苦瓜、冬瓜、綠豆、豆腐、赤小豆、薏仁、馬齒莧、白菜、荷葉、馬蹄、橄欖、白蘿蔔等。

夏日
減汗除臭湯水

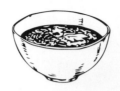

1. 猴頭菇淮山瘦肉湯

材料
猴頭菇 2 朵、淮山 30 克、蓮子 15 克、
浮小麥 30 克、糯稻根 20 克、蜜棗 3 粒、
瘦肉 400 克

做法
❶ 猴頭菇、淮山、蓮子浸清水半小時洗淨，瘦肉切片
❷ 全部材料加水適量煲 2 小時
❸ 加鹽少許便可。

功效
清補脾胃止汗，最宜夏秋食用。

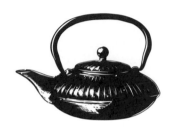

2. 馬蹄赤小豆冬瓜茶

材料

馬蹄 10-15 粒、赤小豆 60 克、
冬瓜 500 克（連皮）

做法

1 洗淨材料後，

2 加入清水 2.5 公升煲 1 小時，

3 之後當茶頻喝。

功效

可收清潤胃腸之效，最宜夏秋兩季飲用。

外在方法去除體臭

　　洗澡無疑是最直接處理體臭的方法。對於處理一些局部性的體臭，如口臭、腳臭等，則不妨考慮採用其他方法。苦丁茶雖名為茶，但不屬於茶科，苦丁茶也非苦瓜的葉。其實苦丁茶屬常綠喬木植物，學名為大葉茶或大葉冬青。具有清熱解毒、消炎利尿、健胃消滯等功效，當茶飲可消除口臭。

　　由於苦丁茶性質較寒涼，氣血虛弱者不宜飲用。想減低寒涼性，不妨加入其他茶葉（如紅茶、普洱、綠茶等）一同沖泡，苦丁茶的比例大約佔五分之一。除口服，苦丁茶亦可外用，方法十分簡單，滾水泡 15 克苦丁茶，待涼至 40℃後，用來洗皮膚、浸腳等，每天一次可抑制皮膚上的真菌滋生，可以改善香港腳及灰甲。如果腳患問題太嚴重，最好還是先尋求醫師的專業意見。

　　另外，將中藥磨成粉使用，製作煅牡蠣枯礬止汗粉或麻黃根煅龍骨止汗粉，亦能改善問題。煅牡蠣乃牡蠣科動物的貝殼。去肉後，把貝殼洗淨並製乾，有收斂固澀的作用。天然產礦物硫酸鹽類明礬石，經加工提煉而成的結晶，煅燒後稱為枯礬，外用收解毒、止癢之效。

　　麻黃根為麻黃科植物草麻黃或中麻黃的根及根莖，具有收斂止汗之效。煅龍骨為古代哺乳動物如象類、犀類、牛類、三趾馬等的骨骼化石，發揮鎮驚安神、斂汗固精的作用。

麻黃根煅龍骨止汗粉

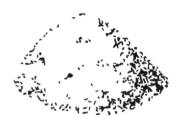

材料

麻黃根 20 克、煅龍骨 50 克

做法

1 把藥材磨成幼粉。

2 洗淨身體，抹擦乾後撲藥粉，事前最好先剃除腋毛。

3 每天撲 2 至 3 次。

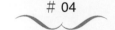

04

各種膚質
如何護理保濕？

最近不少女士提及一枝護膚神水，聲稱有提升皮膚、護膚、抗皺、控油等多種功效，銷售方法是鼓勵用家入會，同時成為賣家。從醫學角度來說，膚質不同，選用護膚品必須適合自己的膚質，不可能有一枝「神水」能解決所有皮膚問題。另外是銷售的方法，有意無意鼓勵每一個用家把療效誇大，增加銷量，類似傳銷的廣告方法，大家必須小心警惕。這次柴醫介紹一下各種膚質類型，希望讓大家更懂得護理自己的皮膚。

《黃帝內經》記載：「五七陽明脈衰，面始焦，髮始墮。」意思是女性到了 35 歲左右，陽氣開始衰退，消化系統會退化，新陳代謝減慢，面色開始暗啞，頭髮開始脫落，稀疏。因此女士必須及早護理皮膚，從理解自己膚質、體質開始。

 乾性皮膚

乾性皮膚的女士，應注意養肝、補腎，皮膚乾主要是津液不足引起；另外，乾性皮膚人士最容易出現細紋，而首先出現的是魚尾紋。膚質的彈性也因為骨膠原減少而開始鬆弛，因此要儘快保養，注意補濕鎖水、減淡細紋、改善粗糙膚質、回復彈性。

現代女性往往須兼顧家庭與工作，睡眠容易不足，肝陰虛損，體內的津液不足，導致皮膚乾燥加重。乾性皮膚在冬天特別嚴重，出現主婦手（接觸性刺激性皮炎），當接觸各種清潔用品、指甲油、化妝品，還有洗奶瓶洗碗等家務後，必須養成潤膚的良好習慣，例如各種保濕鎖水的護膚品，當中包括橄欖油、椰子油、乳木果油、杏仁油、馬油、蘆薈、洋甘菊等等。如果手指指紋長期脫皮乾燥，旅行過海關時，分分鐘過不到 e 道，帶來生活不便，重則癢痛難忍，徹夜難眠。

解救小錦囊

1. 子午睡，意思是每天於子時（23:00-01:00）入睡，午時入睡（11:00-13:00）。

2. 晚餐後 1 小時，散步 45 分鐘。

3. 可以一星期使用兩次保濕面膜。

4. 按摩太陽穴，讓魚尾紋皮膚下基底部血液循環改善，改善皮膚彈性。

5. 來自各方的壓力導致月經失調，例如月經過多、崩漏，血虛加重，無法濡養肌膚，會讓皮膚變得暗啞。正常的皮膚應紅黃隱隱，白裡透紅，含蓄而潤澤；可是乾性皮膚因皮脂腺分泌不足，相等於肝陰不足，損及腎陰，容易脫皮、瘙癢，因此需要補腎陰，滋肝陰，方能從內到外保濕。

---

6. 少鈉（鹽），進食過多鈉質會容易引起水腫。

7. 減少擔心，減少不必要的憂慮，學會隨心、隨緣，多點包容身邊的人。

8. 晚飯後 1 小時足浴 15 分鐘，或用網球在足底刺激湧泉穴，有補腎之效。

9. 養生滋飲：沙參 10g、麥冬 15g、石斛 10g、枸杞 15g，五碗水煲 30 分鐘即可。

名詞解釋

津液的來源主要是食物和水，食物從口而入，被胃腐熟後成為水穀精微，透過脾的運化，可滋養五官九竅、皮膚毛髮，令我們面色看起來紅黃隱隱，明亮而有光澤；也會運輸到五臟六腑，維持正常的生理活動；津液也會透過經絡運行，滋養筋骨，讓我們可以活動、工作。

油性皮膚

　　油性皮膚皮脂腺旺盛，需要清熱除濕，減少進食肥甘厚味、煙酒辛辣等食物，因此要清肝、潤肺。油性皮膚的女性天生皮脂腺較發達，夏天往往滿面油光，容易有粉刺暗瘡。多囊卵巢症的患者也容易有高雄激素血症，也可能導致臉油偏多，一些工作家庭壓力也可以誘發面油增多，出現脂溢性皮炎、脂溢性脫髮等。這種情況要注意清肝火，改善生活習慣。注意事項是儘量 11 點前睡覺，讓肝休息，進行排毒。

解救小錦囊

1. 子午睡，意思是每天於子時（23:00-01:00）入睡，午時入睡（11:00-13:00）。

2. 青瓜敷面，每日 15 分鐘，能改善粉刺炎症。

3. 多吃綠色蔬菜，例如：西蘭花、菠菜、菜心等，綠色屬肝，能柔肝護肝，協助排毒。

4. 正常皮膚紅黃隱隱，白裡透紅，含蓄而潤澤，但是滿面油光，可以導致脂溢性皮炎，輕則瘙癢脫皮，可以加重脫髮。多油，其中一個原因是嚴重的陰虛，因此必須在清熱除濕的同時，注意潤肺。

---

5. 白色食物能讓肺強健起來。例如百合、白蘿蔔、白木耳、雪梨、馬蹄等都有生津潤肺的功效。

6. 喝足夠的水，別等到口乾才喝水，竹蔗茅根馬蹄能清熱利濕，對肺熱肺燥有幫助。

 ## 中性皮膚

中性皮膚的女士比較幸運，最重要是延緩衰老。脾為後天之本，人體的氣血來源於脾胃運化的水穀精微。氣血充盈，則面色紅潤，肌肉豐滿堅實，肌膚和毛髮光亮潤澤，身體不易發病。容光煥發，身體矯健，自然也就健康長壽。相反，脾胃運化失常，則會出現面色萎黃，肌肉消瘦，肌膚毛髮枯萎無光澤，容易脫落，肌肉鬆弛，胸部下垂，體弱多病等。

養生小錦囊

1. **按摩健脾穴位：**足三里穴

2. 每日三餐定時，八成飽，減少濕氣。

3. 適量運動，脾主肌肉，帶氧運動、伸展運動都能保持肌肉質量，是健脾的好方法。

　　中醫有云：肝主疏泄，意思是指情緒要有抒發與疏導的方法，例如喜怒哀樂，怒與哀並非完全沒有價值，不需要完全否定，只要找到適當的方法便可。肝氣不通的人會有色斑，亦會煩躁、口苦、失眠、頭痛、手震等。

解救小錦囊

1.　每年去一次旅遊，給自一個空間己去整理思緒。

2.　99朵玫瑰可能冇收過，但一定可以去藥店買99朵玫瑰花乾，泡水喝有疏肝的療效。

3.　按摩太沖穴。

4.　養生滋飲：蓮子百合紅棗湯

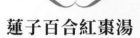

蓮子百合紅棗湯

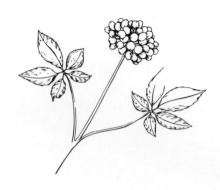

材料
浮小麥 5 錢、紅棗 6 枚、百合 1 両、蓮子 5 錢

做法
3-4 碗水煎半小時。

功效
清心熱、養陰補血、寧心安神。

混合性皮膚

　　混合性皮膚兼有油性皮膚和乾性皮膚的兩種特點，在面部 T
區（額、鼻、口、下頜）呈油性，其餘部位呈乾性；在中醫理論中，
擁有陰虛與濕熱兩種情況。改善方法是夏天減少濕熱，凍冬天減
少乾燥，在清熱與滋陰之間取得一個適當的平衡。

　　脾為後天之本，人類健康長壽與否，面色皮膚好壞，與脾胃
有直接關係。脾喜燥惡濕，意思是體內的濕氣要少，脾就開心，
脾主運化水濕，可以把津液運化到皮膚，因此皮膚就得到濡養。
混合性皮膚，冬天容易乾燥脫皮，其實也是脾失健運，無法把水
分運化到皮膚乾燥的地方，這時需要健脾。與此同時，混合性皮
膚 T 區多油，容易生暗瘡粉刺，而中年女性容易有玫瑰痤瘡，是
毛細血管擴張，治療起來比痤瘡更難。中醫認為預防之法，就是
清熱養陰，香港女士多是這種皮膚，清補涼湯遂應運而生，成為
最大眾化的健脾湯水。

解救小錦囊

1.　按摩健脾穴位：足三里穴

2. 每日三餐定時，八成飽，減少濕氣。

3. 睡前安放好肢體（調身），保持呼吸均勻（調息），平定心境（調神）。

4. 適量運動，脾主肌肉，帶氧運動、伸展運動都能保持肌肉質量，是健脾的好方法。

5. 白色食物能讓肺強健起來。例如百合、白蘿蔔、白木耳、雪梨、馬蹄都有生津潤肺的功效。

6. 喝足夠的水，別等到口乾才喝水。

7. 養生滋飲：神水清補涼

　　混合性皮膚的女士 T 區容易滿面油光，U 字位乾燥，T 區容易有脂溢性皮炎、毛囊炎（暗瘡）、瘙癢脫皮，可以加重脫髮。U 字位陰虛，最簡單的就是從內到外滋陰，皮膚外部要保濕，內部要祛濕養陰。肝陰腎陰，滋養起來比較需要耐性，短則半年，長則數年，需要長期飲食習慣配合，而潤肺則比較直接。

神水清補涼

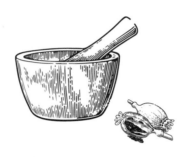

材料

淮山、黨參、陳皮、薏米、北沙參、玉竹、
南杏、北杏、蜜棗、桂圓、蓮子、芡實、
百合、杞子，加豬腱或瘦肉。

做法

藥材各 15 克，蜜棗 2 粒，肉 200-250 克。
煲 3 小時即可。

功效

清熱健脾，養陰祛濕。

敏感性皮膚

敏感性皮膚的意思就是「易受刺激而引起某種程度不適的皮膚」，由於皮膚的耐受性低，容易因環境、飲食、情緒而導致皮膚不適，最常見的是泛紅、丘疹、瘙癢、脫皮。中醫認為與風邪犯肺，血虛生風有關，常見於特稟型體質（敏感體質如鼻敏感、濕疹、消喘、腸敏感）。

中醫講肺主皮毛，皮膚有風，有瘙癢，主要以肺論治；另外肺與大腸相表裡，大腸主要是排便，保持大便暢通，能令毒素減少，從而有助改善膚質，這是中醫所講的整體觀念。如果要皮膚好，便要五臟六腑都好，這樣才會從內到外，容光煥發。潤肺是改善皮膚敏感的一個方法，煲沙參麥冬湯便可。

1. 別盲目使用磨砂潔面用品，有機會令敏感皮膚加重。

2. 敏感發紅時，避免使用化妝品。

3. 過敏發紅時，勿過量使用凡士林潤膚，油膏容易阻止散熱，加重敏感。

中醫「血虛生風」的理論是當一個人因外傷貧血、月經點滴不盡，或便血，皮膚便會失去營養、滋潤，而出現搔癢、乾燥、脫皮、苔蘚化，甚至龜裂滲液、流血的情況。臨床遇到這種皮膚問題，一般會養血熄風、祛風止癢為原則，以求達到「治風先治血、血行風自滅」的效果。因此補養心血變得重要，心血少容易皮膚白，經量少，容易疲勞，類似貧血，可以參考以下補血食物。

解救小錦囊

1. 少吃青葱、大蒜、辣椒、洋菇、草菇、牛肉、羊肉、竹筍、芒果、榴槤、濃茶、咖啡等,其他包括海鮮類、油炸類、燒烤類、辛辣類、燥熱類等食物也應少吃。

2. 常見的補血食品有黑豆、髮菜、胡蘿蔔、麵筋、菠菜、金針菜、龍眼肉等;補血飲食有炒豬肝、豬肝紅棗羹、薑棗紅糖水、山楂桂枝紅糖湯、薑汁生薏米粥、黑木耳紅棗飲料等。

3. 多食滋潤性、含豐富膠質的食物,動物性食物包括海參、魚皮、雞腳、牛筋、豬腳、海蜇皮等皆是;植物性食物包括秋葵、山藥、黑木耳、白木耳、雪耳海帶、蓮藕、栗子等皆是。

4. **養生滋飲:** 沙參玉竹蓮子百合麥冬湯

沙參玉竹蓮子百合麥冬湯

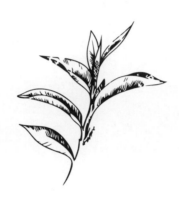

材料

沙參 7 錢、玉竹 7 錢、百合 5 錢、麥冬 4 錢、
黨參 5 錢、蓮子 10 錢、圓肉 10 粒、杞子 5 錢，
瘦肉或豬骨適量。

做法

❶ 瘦肉或豬骨汆水，洗淨備用。

❷ 其餘材料用水洗淨。

❸ 煲內放適量的水，猛火煲至水沸，將全部材料放下，改用中
火煲 2-3 小時，加入適量食鹽調味，即可食用。

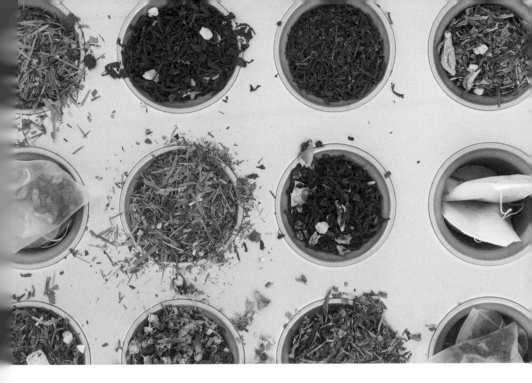

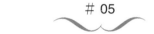

女性畢生受用的六款花草茶

　　現代女性既要工作，又要處理家庭事務。經常面對不同問題，身體、情緒都時有變化。以下八款花草茶，針對女性的不同時期，或有助紓緩身體不適，或有助改善情緒，或有助生產。對每一位女性來說，都是畢生受用的良方。

1. 玫瑰烏梅茶

針對情況：肥胖

　　肥胖的人越來越多，來診所中藥針灸減肥的女士多是希望尋找新方法減肥。她們往往因為工作太忙，飲食沒有規律，也沒有時間和興趣做運動。以下這個瘦身減肥茶，是給這些忙碌的女士一個靜下來的時刻，重新計劃一下怎樣才是理想的生活。中藥與針灸是輔助減肥的短期手段，最根本是要改變生活習慣和飲食規律。

材料
玫瑰花 5 朵、烏梅 3 粒、紅茶 1 錢

做法
將烏梅放入鍋中加水煮開，然後用烏梅汁沖泡玫瑰花和紅茶。

功效
減肥瘦身、潤腸通便

適用人士
腹部肥胖女士，建議餐前飲用。

2. 陳皮菊花茶

針對情況：脾胃不適

胃脹、胃氣、胃痛、胃酸倒流、腹脹、便秘、腹瀉這些腸胃問題，中醫統統稱為脾虛；養好脾胃，就等於有健康的身體。皮膚、子宮、情緒都會因為脾胃好而轉佳，所以必須了解有甚麼方法改善脾胃，這款花茶便是一個選擇。

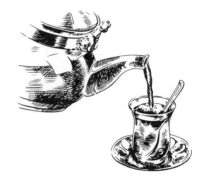

材料
陳皮 1 角、菊花 5 朵

做法
**先將陳皮洗淨泡軟切絲，和菊花
一起放入杯中，泡熱水 5 分鐘。**

功效
調理腸胃

適用人士
慢性胃炎、消化不良

禁忌
體質虛寒者不宜多飲

---

3. 藿香茶

針對情況：夜睡有口氣

　　夜睡看韓劇會導致肝陰不足，長期如此，形成陰虛、火旺體質，出現口乾口臭，脾胃濕濁會令口臭問題加重，可飲用藿香茶減輕口氣。

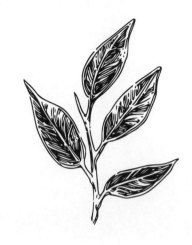

材料

藿香 3 錢

做法

滾水泡 15 分鐘便可，一半飲用，一半用來漱口。

功效

利水除濕

適用人士

口臭、夜睡、肢體困重人士，舌苔略厚。

禁忌

沒有舌苔（胃陰不足者）宜少喝

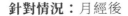
4. 補血紅棗茶

針對情況：月經後

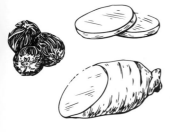

　　每位女性都希望白裡透紅，把青春留住，但工作壓力與家務往往讓人煩心，很容易變成黃臉婆。除了外敷面膜與保養外，還要定期飲用花草茶改善體質，例如月經後，因損耗氣血，可以喝紅棗補血。

材料

紅棗 8 粒、生薑 1 片、冰糖 3-4 粒

做法

加入適量水在鍋中，加入所有材料煮 5 分鐘。

功效

驅寒補氣、健脾和胃

適用人士

經量略多的女士，月經後可多喝此花茶，面黃者尤佳。

禁忌

容易上火（咽痛、生暗瘡）女士不宜多飲

---

5. 白蓮鬚雞蛋茶

針對情況：懷孕期間

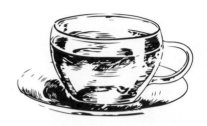

　　產婦在產前一個月開始容易上火，身體發熱、便秘、失眠，血壓血糖等都容易偏高。腹中像一個小火爐，這時可飲用白蓮鬚雞蛋糖水清胎毒。

材料
雞蛋 1 隻、白蓮鬚 10 克、清水 6 碗、冰糖適量

做法
把雞蛋與白蓮鬚冷水入鍋，水滾後轉文火，最後 5 分鐘加入冰糖調味。

功效
補腎安胎解胎毒

適用人士
一般為產前 1 個月飲用，一星期飲兩次。

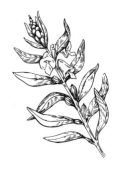

6. 合歡花浮小麥茶

針對情況：更年期

　　更年期一般指 45-55 歲收經前後女性，容易有煩躁、失眠，潮熱、盜汗，飲用合歡花浮小麥茶，可解鬱斂汗。

材料
合歡花 2 錢、浮小麥 3 錢、酸棗仁 5 錢

做法
先把浮小麥與酸棗仁煎煮 20 分鐘，取汁泡合歡花 5 分鐘即可。

功效
解鬱理氣、安神止汗

適用人士
更年期婦女

禁忌
宜晚飯後臨睡前飲用，可引起睡意。

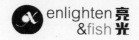

書　　名：祛濕密碼——逆齡養生小錦囊｜疫下新版
作　　者：柴醫（中醫師 李廣冀博士）

出 版 社：亮光文化有限公司
　　　　　Enlighten & Fish Ltd
社　　長：林慶儀
編　　輯：亮光文化編輯部
設　　計：亮光文化設計部
地　　址：新界火炭坳背灣街61-63號
　　　　　盈力工業中心5樓10室
電　　話：(852) 3621 0077
傳　　真：(852) 3621 0277
電　　郵：info@enlightenfish.com.hk
網　　址：www.enlightenfish.com.hk
面　　書：www.facebook.com/enlightenfish

2022年4月新版

ISBN　978-988-8716-95-1
定　　價：港幣168元正

法律顧問：鄭德燕律師